中医药类课程思政教学案例丛书

各家针灸学说

主编　马巧琳　胡　斌

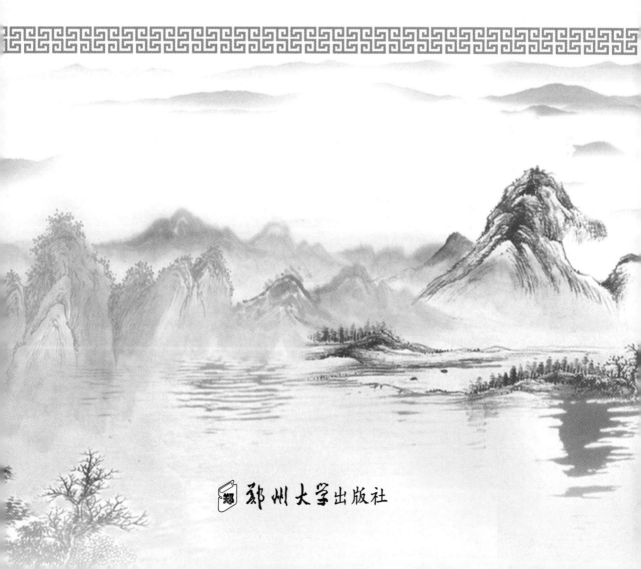

郑州大学出版社

图书在版编目(CIP)数据

各家针灸学说／马巧琳，胡斌主编. -- 郑州 ：郑州大学出版社，2024. 12. --（中医药类课程思政教学案例丛书）. -- ISBN 978-7-5773-0741-1

Ⅰ. R245

中国国家版本馆 CIP 数据核字第 2024XQ9273 号

各家针灸学说

GEJIA ZHENJIU XUESHUO

项目负责人	孙保营　杨雪冰		封面设计	苏永生
策划编辑	陈文静		版式设计	苏永生
责任编辑	陈　思		责任监制	朱亚君
责任校对	张若冰			

出版发行	郑州大学出版社		地　址	郑州市大学路40号(450052)
出版人	卢纪富		网　址	http://www.zzup.cn
经　销	全国新华书店		发行电话	0371-66966070
印　刷	辉县市伟业印务有限公司			
开　本	787 mm×1 092 mm　1／16			
印　张	7.5		字　数	180 千字
版　次	2024 年 12 月第 1 版		印　次	2024 年 12 月第 1 次印刷

书　号	ISBN 978-7-5773-0741-1		定　价	27.00 元

主编简介

马巧琳，女，副教授，河南中医药大学硕士研究生导师，河南省中医管理局省级中医药文化科普巡讲专家，郑州市科技创新骨干。

参加临床工作 23 年，从事医教研结合工作 17 年。研究方向为针灸经典理论在优势病证中的临床应用及基础研究，针灸文献研究。荣获第三届河南省健康科普能力大赛个人奖，河南省教育科学研究优秀成果一等奖，河南省教学技能竞赛二等奖。主持课题 8 项，主要参与课题 16 项，获专利 3 项，参编全国高等中医药院校教材 11 部，参编专著 11 部，发表各类论文 50 余篇。

胡斌，男，中医学博士，副教授、副主任中医师，河南中医药大学硕士研究生导师。师承国医大师石学敏院士，"人类非物质文化遗产代表作名录·中医针灸"代表性传承人张缙教授，河南省名中医孙玉信教授、主任医师。河南邵氏针灸流派传承人。国家中医药管理局全国中医药创新骨干人才，河南省中医药传承与创新人才工程（仲景工程）中医药拔尖人才培养对象。

参加临床工作 23 年，从事医教研结合工作 20 年。主讲针灸学、针灸治疗学、各家针灸学说、针灸临床意外预防与纠纷处理等课程。研究方向为针灸在脊柱关节病、脏腑病康复中的基础研究与应用。主持各类科研课题 10 余项，主编、参编专著 10 余部，参编全国中医药院校规划教材 9 部，发表学术论文 40 余篇，获专利 3 项。

作者名单

主　　编　马巧琳　胡　斌

副主编　王　健　杜　旭　王银平

编　　委　（以姓氏笔画为序）

马巧琳（河南中医药大学）

马雪娇（甘肃中医药大学）

王　健（山东中医药大学）

王心草（商丘市中医院）

王银平（甘肃中医药大学）

乔云英（山西中医药大学）

孙　嫘（陕西中医药大学）

杜　旭（陕西中医药大学）

李　丹（河南中医药大学）

轩玉荣（河南中医药大学）

张小丽（甘肃中医药大学）

张娅婷（南阳医学高等专科学校）

罗　杰（平顶山学院）

胡　斌（河南中医药大学）

奥晓静（内蒙古医科大学）

温　婧（河南中医药大学）

总　序

党的十八大以来,习近平总书记先后主持召开全国高校思想政治工作会议、全国教育大会、学校思想政治理论课教师座谈会等重要会议,作出一系列重要指示,强调要加强高校思想政治教育。2020年5月,教育部印发了《高等学校课程思政建设指导纲要》,指出"深入挖掘课程思政元素,有机融入课程教学,达到润物无声的育人效果"。"必须抓好课程思政建设,解决好专业教育和思政教育'两张皮'问题。"由此开启了高校课程思政教学改革的新局面。为全面推进课程思政建设,制定了《河南中医药大学全面推进课程思政建设工作方案》,并推出了多项课程思政教学改革举措,教师开展课程思政建设的意识和能力得到提升,但仍存在专业教育与思政教育融入难的问题,为此,河南中医药大学组织编写了本套"中医药类课程思政教学案例丛书(第一批)",以期符合提高人才培养质量的需要。

本套案例丛书由《中医基础理论》《中医诊断学》《内经选读》《温病学》《中药炮制学》《药用植物学》《中药鉴定学》《中医外科学》《中医儿科学》《中医内科学》《中医骨伤科学》《各家针灸学说》12门中医药课程组成,每门课程按照导论、课程思政教学案例及附录等板块编写。其中导论由课程简介、思政元素解读、课程思政矩阵图等内容组成;课程思政教学案例由教学目标、相关知识板块的思政元素分析、教学案例等内容组成;附录由课程思政教学改革经验做法、相关研究成果等内容组成。"中医药类课程思政教学案例丛书(第一批)"教材建设,坚持目标导向、问题导向、效果导向,立足于解决培养什么人、怎样培养人、为谁培养人这一根本问题,构建全员全程全方位育人大格局,既形成"惊涛拍岸"的声势,也产生"润物无声"的效果,本套案例丛书反映了河南中医药大学对课程思政教学改革的认识、实践与思考,并力争突出以下特色:

1. 坚持立德树人,提高培养质量

以习近平新时代中国特色社会主义思想为指导,落实立德树人根本任务,思想政治教育贯穿本套案例丛书,以实现知识传授、能力培养与价值引领的有机统一,着力培养具有理想信念、责任担当、创新精神、扎实学识、实践能力且身心健康的高素质人才。

2. 锐意改革创新,紧贴课堂需要

相较于案例和思政反映点模式,本套案例丛书从全局视角深入挖掘中医药专业知识蕴含的思政元素,并构建课程思政矩阵图,通过一级维度和二级指标充分结合,梳理专业知识、思政元素和教学案例之间的逻辑关系,增强课堂教学育人效果,逐步解决课程思政过程中存在"表面化""硬融入""两张皮"现象。

3. 强化精品意识,建设标杆教材

由学校主管领导、权威专家等组成中医药类课程思政教学案例丛书编审委员会,要求全体编委会成员提高政治站位,深刻理解开展课程思政的重大意义,从"为党育人、为国育才"的高度实施课程思政,强化责任担当,编写标杆教材。为保证编写质量,学校吸纳校内外教学经验非富、理论扎实、治学严谨、作风优良的一线专业课教师与思政课教师组成编写委员会。

本套案例丛书是河南中医药大学课程思政工作体系的重要组成部分,希望通过分享经验和做法能为大家提供借鉴,努力开创课程思政育人新局面。课程思政不仅是教师职责所在,更关系到国家的长治久安,任重而道远,编审委员会期待与全体教师并肩前行,为培养合格的中医药人才尽一份力。

在此感谢一线教师在课堂教学过程中对"课程思政"的探索与创新,感谢学校领导、编委会成员、出版社在书稿编写过程中给予的大力支持与配合。由于创新较难、经验不足、可借鉴的研究成果不多等原因,本套教材难免有不足之处,还需要在教学实践中不断总结与提高,敬请同行专家提出宝贵经验,以便再版时修订提高。

编审委员会

2024 年 10 月

前　言

为贯彻落实教育部《高等学校课程思政建设指导纲要》(教高〔2020〕3号)和中共河南省委高校工委、河南省教育厅《关于推进本科高校课程思政建设的指导意见》(教高〔2020〕314号)精神,全面落实河南中医药大学立德树人行动计划,切实推进学校课程思政建设,将思想政治教育贯穿人才培养体系,有效提高学校人才培养质量,特组织编写"中医药类课程思政教学案例丛书"。

本书的编写和建设工作富有中医核心课程独有的特色,富有创新性。本书重视编写团队的科学合理构建,培养课程教学新生代力量。总体编写坚持"精""中"精神,即树立质量、精品意识和强化中医经典与中医思维,突出中医思维在编写中的主导作用。坚持政治性、科学性的具体内容风格,突出案例的故事性特色,编入丰富、有趣而专业的古代医家医案、医话和丰富的中国古代医家学医、行医过程中的故事。课程思政案例内容重点挖掘课程自身蕴含的"德"元素,服务立德树人,且在编写过程中深入贯彻"教育者先受教育"的思想。

本书主要依据针灸学术史,对有建树和影响力的医家依序进行介绍,分为汉唐时期医家、宋金元时期医家、明代医家、清代医家、近现代医家等五个部分。全书以《各家针灸学说》专业课教材编入的医家为主,选取四十余位医家,针对其生平、针灸学说、学术思想与临床经验等专业教学内容,进行科学、规范、合理的课程思政元素发掘与课程思政案例编写。主要读者对象是中医院校的本科生、研究生及开展该课程教学或研究的教师。

本书的编写和出版得到领导、专家、同仁的大力支持,研究生教辅团队也付出了辛勤的努力。在此,对参加本书编写与出版的全体人员表示真挚的感谢和敬意。

编写团队在编写过程中团结合作,力求完美,但因水平有限,不足之处在所难免,恳请广大读者批评指正。

编者
2024 年 5 月

目 录

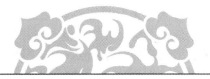

导　论

一、课程简介

各家针灸学说课程是以研究历代医家的针灸学术思想、临床经验与学术传承为主的一门课程，不仅涵盖了针灸学理论、临床等方面的内容，还蕴含了古代医家防病治病、养生保健及与大自然和谐相处的闪光智慧，是中国传统文化宝库中的重要内容，为中医针灸的学术争鸣和学术发展奠定了基础。本课程是针灸推拿学专业学生的限选考查课。教学目标是基于教育部、国家中医药管理局颁布的《本科医学教育标准—中医学专业（暂行）》（教高〔2012〕14号）的"中医学专业教育的总体目标"，旨在通过学习古代医家的经典针灸学术思想与临床技术，守正创新，拓展学生的知识视野、培养学生的中医思维、提高学生的传承能力与临床能力、培养中医针灸高层次人才和提高中医办学质量。目前主要使用的专业教材为中国中医药出版社出版的全国中医药行业高等教育"十四五"规划教材、全国高等中医药院校规划教材《各家针灸学说》。

各家针灸学说课程以教材为主、参考书为辅，课堂理论讲授与讨论有机结合开展教学工作，积极实施以学生为中心的启发式教学实践。

各家针灸学说课程教学，以传承发扬历代古圣先贤的学术思想与智慧结晶为突出特点，天然具有丰富的课程思政教学元素，是针推专业教学工作中立德树人的重要阵地。各家针灸学说课程中按历史朝代介绍众多古圣先贤，又适当综合重针派、重灸派、穴法派、手法派、刺营出血派、针灸药相须派、经穴理论派、中西医汇通派与经络腧穴、刺法灸法、针灸治疗等，是中医针灸经典课程的重要组成部分。各家针灸学说教学的重点不仅仅是医家对经典的理解认知，更重要的是从不同医派、不同视角介绍医家依据同一经典理论，创新不同病因病机理论和治疗途径并应用于临床的过程，启发学生活学活用经典理论知识，培养提升学生针灸临床思维，加深、扩展学生对所学针灸经典知识理解和掌握，引导学生思考历代医家如何根据传统经典理论知识建立起诸多丰富多彩的学术派别。通过对医家成长经历、行医经历、治学经历等生平的学习，还将帮助学生树立正确的世界观、人生观、价值观，提升学生的家国情怀体验和专业自信、文化自信，充分发挥经典课程的独特作用，展现经典课程的独特价值。

各家针灸学说课程教学内容是中医针推专业课程思政高地和重要阵地。各家针灸学说是研究历代医家的针灸学说及不同针灸学术流派的课程,课程系统地讲授历代医家的针灸学术思想、理论、成就、学术渊源及对后世的影响。该课程的设立对培养高素质针灸专业人才,提升学生对中医针灸理论的分析、感悟有着至关重要的作用。通过本课程的学习,使学生认识到针灸医学不仅具有深厚积淀的宝贵临床经验,而且蕴含丰富的理论知识;不仅有崇尚《内经》的黄帝针灸医派,也有不少传承创新、独树一帜的学说与流派。以此为学生提供发掘线索,引导学生博览群书,夯实原始积累,并能博采众长,从中获得名家的理论见解与临床诊疗实践经验的启示与借鉴。从先哲的治学态度与思维方式中汲取营养,获得灵感,提升学生对中医学知识的思辨与感悟能力。各家针灸学说课程教学,以传承发扬历代古圣先贤的学术思想与智慧为主,是中医针推专业课程思政高地,是中医针推专业教学立德树人的重要阵地。

各家针灸学说课程学习是提高学生临床能力的重要途径。各家针灸学说呈现针灸经典理论、特色技术的方式与其他专业课程有所不同,比如以经统穴是现行经络腧穴学、针灸学通用的统穴方式,但皇甫谧的《针灸甲乙经》则以明堂孔穴针灸治要为基础之一,按躯干分部、四肢分经的方法排列穴位,丰富了腧穴的主治,一旦能够学习掌握,将大大提升针灸从业者临床采用针灸技术处理疑难病症的能力。古圣先贤的学术思想和诊疗智慧、针灸技术,在各家针灸学说课程中灿若繁星,比比皆是,集中体现了中医针灸经典而珍贵的学术价值。因此,现有针灸高等教育课程体系中,各家针灸学说在拓宽学生针灸思路、提高针灸思维水平、提升针灸技术等方面,发挥着不可替代的作用,对各家针灸学说课程进行学习,是提高学生临床能力的重要途径。

各家针灸学说课程对培养学生中医思维及坚持传承精华、守正创新具有重要意义。习近平总书记对中医药工作作出过"传承精华,守正创新"的重要指示。创新之花不是无根之木,它只能开在传承的沃土之上。只有系统全面地传承,才能做到发扬光大针灸学。通过各家针灸学说的学习,无疑能够达到这样的目的。因此《各家针灸学说》教材建设就显得尤为重要。传承是继承之后的创新,如窦汉卿的"流注八穴"与王国瑞的"飞腾八法"之间的关系就是继承与创新的典范。早在《论语·述而》中就指出过"举一隅不以三隅反,则不复也。"从历代医家的成长之路中,学生可以生动具体地认识到学习经典,在继承整理中不断发展提高,是针灸学术创新的必由之路,这也是各家针灸学说教育学生传承创新最珍贵之处。故,各家针灸学说课程对培养学生中医思维及坚持传承精华、守正创新意义重大。

二、思政元素解读

(一)政治认同

新中国成立后,党和政府高度重视中医药事业的发展,把"团结中西医"作为一项重要政策,并采取一系列措施发展中医药事业,使针灸得到了前所未有的普及与提高。其中代表性的针灸医家有承淡安、鲁之俊、朱琏、陆瘦燕、孙惠卿等,他们的生平事迹和针灸学术贡献,打下了深深的政治认同的烙印,他们毅然选择跟党走,坚持共产党领导、坚守理想信念,激发和引导青年学生的制度认同、政策认同。如承淡安一生将个人命运与国家发展、民众疾苦、科学进步紧密相连,在针灸学术几近湮没之时,为复兴针灸绝学、奠基现代针灸学科呕心沥血,其爱国主义情怀激励着我们一代又一代学子。鲁之俊明确指出针灸应当与现代西医学相融合,沿着科学化方向前进。朱琏一生都献给了祖国的统一大业和针灸事业,其坚定的理想信念,以及为人民服务、心怀天下的家国情怀值得我们一直学习。陆瘦燕在针灸惨遭歧视之时,挺身而出,与夫人朱汝功创办"新中国针灸学研究社"及针灸函授班,并亲自编写讲义,传授针灸学知识,向我们展现出爱党爱国、心怀天下的大医风范。

(二)家国情怀

历代针灸名家,许多是在爱国主义、家国情怀的感召下,勤奋学习、服务人民、重视亲情、心怀天下,从而做出了卓越的贡献。了解他们的事迹,激励学生向善行正,激发当代学生的家国情怀。汉唐时期是针灸学术理论体系形成和发展的重要时期,出现了很多为我们后世熟知的医家,如张机、王熙、葛洪等,他们的家国情怀,为后世留下宝贵的精神财富。张机生活在一个动荡不安的时代,战乱频发、瘟疫流行,百姓生活苦不堪言。疫病流行之际,张仲景的家族也未能幸免,其"宗族素多,向余二百。建安纪年以来,犹未十稔,其死亡者三分有二,伤寒十居其七"。于是,他发奋学习,刻苦钻研,立志做一个能解脱百姓疾苦的医者。

(三)科学精神

针灸医学从萌芽不断发展到今天,离不开历代古圣先贤的科学精神,包括严谨求实、探索精神、创新精神、实践精神、批判精神等。通过对古代医家学术思想和临床技术的学习,理解其诞生的背景和意义,能激发学生对科学精神的认同和追随。如宋金元时期是针灸学发展的重要时期。北宋时期宋太宗擅艾灸、宋仁宗喜欢针灸,政府重视中医学,组织校勘出版针灸古籍、编纂针灸著作、铸造针灸铜人、开展针灸教育等,使得针灸学术研究迅速发展。并且借助于当时活字印刷术的进步,使更多医家及文人们有机会学习、研究和掌握针灸技术。江西席弘针派穴法、手法并重,注重定穴、配穴,持针手法依据患者方位而变,席氏医学在第十代时由家传转变为师传,立足于优秀传统文化,代代传承不息。金元四大家在针灸方面各有建树。刘完素提出治中风之六经分证法,擅长"八关大刺",善于用灸法"引邪外出"。刘完素生活之地战乱频繁,饥荒连绵,他一心在民间行医,解决百姓病痛,富有实践精神和创新精神,逐步发展出其独特的针灸学术思想。张从正继承《灵枢·九针十二原》"菀陈则除之"的思想,大胆创新,他重视针刺放血在祛邪方面的应用,认为刺血除热攻邪最捷,形成了独特的泻络风格,其学不泥古的精神值得我们学习。李杲自幼钻研医学,连年战乱之时救百姓于疾苦,诊治大量脾胃病人,于针灸方面提出补脾胃元气以制阴火的观点。朱震亨实事求是,提出艾灸可以泻火补火。

(四)文化素养

古代医家的学术流传至今而泽被后世,离不开文献的传承。各家针灸学说课程中选编的历代名家,其大多著述颇丰,这些正是其哲学素养、历史素养、文学素养、社会学素养等文化素养的真实体现。如明代医学的发展,无论是理论观点、方法还是技术等方面都对针灸发展有较大影响。医家能人辈出,其中汪机体恤后辈学医的不易,编写《医学原理》《医读》等医书,内容系统全面、文字浅显、医理阐释易懂、利于后辈学医;李梴感念初学者苦无门径可寻,著成《医学入门》;杨继洲编著的《针灸大成》是继《针灸甲乙经》之后,对针灸学的又一次重要总结,其精勤不倦、孜孜求学的精神值得每位医学工作者学习;陈实功倡导医家"五戒""十要",并编入《外科正宗》;张介宾著书立说,对《素问》《灵枢》深入研究,将《内经》分门别类,详加阐释,历时30载著成《类经》等。

(五)中医传统

中医学有着富有生命力的独特优势和特色,这些成为历代中医传承至今的优秀传统,如大医精诚、整体观念、辨证论治、调和阴阳、针药并用等。历代医家以其鲜活的优秀传统,激励着当代的青年学子。隋代巢元方编撰了第一部病因病机、证候学专著《诸病源候论》,对经络病机、针灸宜忌、灸疮等多有发挥,其实事求是、大医精诚的精神值得我们学习。隋唐医家杨上善长于辨证论治,其针药并用的中医传统精神至今仍大有影响。唐代孙思邈尤重大医精诚,撰《备急千金要方》和《千金翼方》,重视辨证论治和整体观念,首载"阿是穴",重视用奇穴,倡导针药并用。明代针灸大家杨继洲行医生涯遍及江苏、河南、河北、山西、山东、福建等地。嘉靖年间,杨继洲经选试至北京,任职太医院。杨继洲临床中辨证论治严谨求实,仔细审慎,长于多法并用以调和阴阳,其针药并用在《针灸大成》多个医案中均有体现。

(六)人文关怀

古代医家的成才成名经历大多不是一帆风顺的,在人生不同的阶段,能正确对待自己、对待他人、对待社会、对待困难、对待挫折、对待荣誉,是医家突出的共性性格特质,体现出浓厚的人文修养。如朱震亨,字彦修,婺州义乌(今浙江义乌)人,元代著名医学家,金元四大家之一。朱氏宗族在丹溪一地也是有名望的家族,世代入仕为官。朱震亨自幼聪慧过人,刻苦攻读经史子集,立志通过乡试走向仕途。但心中侠气使然,在朱震亨二十二岁时,当时元代统治者对汉民户增收包银之令的赋税,广大百姓虽满腹怨气,但迫于压力,敢怒不敢言,只有朱震亨为百姓挺身向前,带头抵制,并且向当地郡守为民请愿,从而减轻百姓的负担。之后,朱震亨组织乡里百姓团结起来共同对付各种苛捐杂税。此外,他还积极组织大家一起兴修水利,为民谋福。当地有个大水塘,能够储水灌溉农田,但因堤坝损坏储水不足,屡致旱灾。在朱震亨的带领下,大家协力修筑堤防,并开凿了三条渠道,根据水量而蓄水、泄洪,使百姓均得受益。朱震亨三十六岁时,师从许谦,研习理学。在许谦的劝导下,以及感伤自己的家人因庸医误治去世,遂改学医学。在立志学医前,朱震亨曾自学《素问》治好了自己母亲的疾病。在四十岁踏上学医之路,朱震亨再次钻研《素问》,早晚研读,将其中通晓之处了然于胸,又不过多地在疑惑处浪费时间。因其乡里没有精通医理之人为师,遂出游访师,求学于名医罗知悌门下。学成归乡之后继续研究刘完素、张从正、李杲等人的学说,取其精华,形成了自己独特的学术主张和治病方法。当时,众医家皆人云亦云,守持《太平惠民和剂局方》,"据证检方,即方用药。"官府、医家、患者、百姓皆以之为法度。朱震亨认为"操古方以治今病,其势不能以尽合。"主张辨证施治,不拘于《太平惠民和剂局方》。当时医家闻此都很惊讶并且嘲讽朱震亨,排斥他的说法。朱震亨不为所动,坚持自己的主张,先是治好了自己老师许谦的沉疴,许多疑难杂症在他这里也是着手成春,数年之间,成为名震江南的一代名医。又如方贤临证重视治神,认为治神包括情绪和心理的调节,指出"医与病者,各自正己之神"。患者要对治疗有信心,"发其信心,所刺之处"。而医者须"临病之处,目无邪视,心无邪念",对待患者要"志诚信意,如待宾客"。他还强调在留针候气时"令患者忘忧绝虑,勿暴喜怒动其心"。针刺之后,患者也要注意神定,凡患者针毕数日"切忌暴喜,喜则伤神,神既有伤,旧疾不除,新病又生矣","勿令暴怒,怒则伤肝,其魂无定,血无所归,何疾不生"。由此可见,从针刺前的"神定"到针刺后的"调神",方贤强调治神要贯穿整个针灸治疗过程中,对针灸临床具有重要意义。方贤的这种治神思想体现了传统中医不仅重视外邪的侵袭,还非常重视内伤七情等社会心理因素对疾病的影响。启发后世学医者针灸治疗时要仔细审慎,专心致志,关注患者的心理特点和情志异常变化,同时对待患者要"志诚信意,如待宾客",取得患者的信任,只有这样,才能达到良好的效果。

（七）职业道德

古代著名医家在其临证实践中,无不恪尽职守、孜孜以求,学习他们的职业精神,传承大道,能激励青年学生爱岗敬业、诚实守信、办事公道、服务群众、奉献社会,养成良好的职业道德。如隋唐医家杨上善,唐高宗显庆五年(660年)受诏入朝,除弘文馆直学士(掌管书籍,教授学生的一种官职),这使得他有机会借宫廷图书资源去潜心研究整理医书,杨上善对《黄帝内经》研究颇深,当时《内经》传本在内容和体例编排上较为繁杂,易使研习医理者陷于茫然无序、问津无门的情况,于是他有感而发,首开分类编纂、注释、校勘《内经》先河,详加注解,撰成《黄帝内经太素》,便于习医者系统掌握《内经》理论,其中经脉、腧穴、身度、九针、补泻等理论,是研究其针灸学说的主要依据。杨上善在腧穴归经方面的研究也贡献重大,他编著了《黄帝内经明堂类成》,比较圆满地解决了腧穴归属经脉及其与经脉循行的联系等重大问题,唐太医署曾经规定《黄帝内经明堂类成》为学习针灸的主要课本。又如席弘,宋代针灸家,席弘针灸学派创始人,江西临川席坊人。席弘针灸精妙,善治内、外、妇、儿、五官、骨伤等急重症,辨穴施针,捻转补泻,效如桴鼓。席氏以针灸薪火相传,医学传承不再拘于自家,由家传变为师传,使席氏医学的针灸学术思想传承至清末仍生生不息,形成了门徒遍及全国的席弘针灸学派,也成为我国历史上传承最久远、影响地区最广的针派系。

（八）个人素养

古代医家的成长过程中,不乏修身养性、反省自新、陶冶品行、涵养道德等个人素养方面的优秀事迹,这些也感召着青年人不断进步。如晋代名医王熙处于人生低谷时,人们对他有诸多误解,他并没有一蹶不振,而是直面人生的挫折,在逆境中仍能坚守自己的医德,用高超医术拯救患者于危难,虽然大家都质疑他,但是他仍旧能临危不乱,准确施治。如金代著名医学家张从正十余岁时承庭训,跟随父亲学医,博览医书,深究医理,勤奋自坊,弱冠成器。于金宣宗兴定年间被召补为太医,但非其所愿,不久便辞归故里,退而与医学同道研习医学奥义,辨析医学至理,集素日临床治验,著书传世,辑成《儒门事亲》十五卷。

（九）文化自信

学习历代医家的针灸学术思想和著作,能激发学生的文化自信,巩固文化认同,引导学生自觉传承精华、践行守正创新。新中国成立后,党和国家重视支持发展中医,以承淡安为代表的一批大江南北的名中医备受鼓舞,积极响应党中央的号召,以高度的政治认同,坚定的理想信念,深厚的民族自信、中医自信与文化自信,在针灸理论、临床、教学、科研和中医学人才培养上倾尽全部热情和力量,开创了现代中医高等教育体系,培养了第一批现代中医高等教育的师资,为中国针灸走向世界培养了大批人才,对普及针灸的发展和培养中医人才,做出了贡献。又如鲁之俊为发展针灸确立了一条中西医结合的道路,他认为针灸治病机制与西医学中的神经理论相通,在《新编针灸学》书中破除因循守旧的惯性思维,改用现代医学理论阐述针灸医学。书中介绍了180多个刺激点(腧穴),除腧穴名称外,全部采用了现代解剖学名称,尤其突出了神经与某些血管分布以取代经脉,并在五幅腧穴图中标明了其具体解剖名称,阐述腧穴作用主治也全部采用西医病名,目的在于使西医学者更易接受应用,引导针灸走中西医汇通之路。这正是守正创新的体现。

三、课程思政矩阵图

序号	课程内容	共产党领导	理想信念	制度认同	政策认同	爱国主义	民族复兴	服务人民	重视亲情	心怀天下	严谨求实	探索精神	创新精神	实践精神	批判精神	科学立法	严格执法	公正司法	全民守法	哲学素养	历史素养	文学素养	社会学素养	针药并用	大医精诚	整体观念	辨证论治	调和阴阳	正确对待自己	正确对待他人	正确对待社会	正确对待困难	正确对待挫折	正确对待荣誉	爱岗敬业	诚实守信	办事公道	服务群众	奉献社会	修身养性	反省自新	陶冶品行	涵养道德	文化认同	传承精华	守正创新
		政治认同				家国情怀					科学精神					法治意识				文化素养				中医传统					人文关怀						职业道德					个人素养				文化自信		
1	张机							●		●		●	●														●																			●
2	王熙																																●							●			●		●	
3	葛洪					●		●		●		●	●	●											●																					●
4	陈延之												●		●									●																						●
5	巢元方							●			●		●	●							●	●			●	●	●												●							●
6	杨上善										●		●											●			●														●	●	●		●	●
7	孙思邈																																												●	●
8	王焘										●													●																						
9	王惟一																																											●	●	●
10	窦材										●		●	●										●			●						●													●
11	王执中										●	●		●																								●						●	●	
12	席弘																										●																		●	
13	刘完素											●	●		●												●																			
14	张元素									●	●		●																																	
15	张从正								●	●																																				●
16	李杲																										●		●																	●
17	罗天益		●																													●													●	●
18	朱震亨							●			●		●																			●	●													
19	刘纯							●			●		●																	●								●								
20	方贤										●																																			
21	汪机							●					●	●	●																														●	

（马巧琳）

一级维度	二级指标	22 高武	23 薛己	24 李梴	25 杨继洲	26 吴昆	27 陈实功	28 张介宾	29 龚居中	30 龚廷贤	31 凌云	32 张璐	33 赵学敏	34 吴师机	35 李学川	36 范毓䶮	37 黄石屏	38 承淡安	39 鲁之俊	40 朱琏	41 陆瘦燕	42 孙惠卿
文化自信	守正创新		●		●	●	●	●			●	●	●	●	●	●		●	●	●	●	●
	传承精华			●			●				●	●	●		●		●	●		●	●	
	文化认同												●					●	●			
个人素养	涵养道德						●					●					●					
	陶冶品行																					
	反省自新																●					
	修身养性																●					
职业道德	奉献社会						●								●			●	●	●	●	●
	服务群众						●			●				●				●	●	●		
	办事公道																					
	诚实守信																					
	爱岗敬业																			●	●	●
人文关怀	正确对待荣誉									●												
	正确对待挫折					●								●								
	正确对待困难																			●		
	正确对待社会																			●		
	正确对待他人											●								●	●	●
	正确对待自己					●	●															
中医传统	调和阴阳													●								
	辨证论治				●		●						●	●			●		●			
	整体观念				●				●					●						●	●	
	大医精诚															●				●	●	●
	针药并用				●	●							●									
文化素养	社会学素养																					
	文学素养		●	●			●	●														
	历史素养																					
	哲学素养																					
法治意识	全民守法																					
	公正司法																					
	严格执法																					
	科学立法																					
科学精神	批判精神		●	●			●			●					●			●				
	实践精神	●			●					●			●	●	●			●	●			
	创新精神	●	●		●	●	●	●	●	●								●	●	●	●	●
	探索精神	●				●						●	●									
	严谨求实	●			●																	
家国情怀	心怀天下			●						●		●	●	●	●			●	●	●	●	●
	重视亲情																					
	服务人民									●			●		●			●	●	●		
	民族复兴																	●		●		
	爱国主义																	●		●	●	●
政治认同	政策认同																	●	●	●	●	●
	制度认同																	●	●	●	●	●
	理想信念										●							●	●	●	●	●
	共产党领导																	●	●	●	●	●

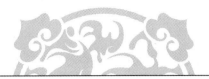

第一章　汉唐时期医家课程思政教学案例

汉唐时期是针灸学术理论体系形成和发展的重要时期。这个时期出现了很多为我们后世熟知的医家，如张机、王熙、葛洪、陈延之、巢元方、杨上善、孙思邈、王焘等。这些医家各具特色，在汉唐时期闪耀出璀璨的光芒，为后世留下宝贵的精神财富。

东汉张机在针灸方面，重视辨经，善用特定穴，创立辨证论治原则，体现守正创新精神。晋代王熙著有《脉经》，总结了汉以前有关脉学的成就，是现存最早的脉学专著，其很多独创性发挥，对针灸学发展有重要的贡献。东晋葛洪编写《肘后备急方》的初衷就是服务百姓，其心怀天下的爱国主义情怀令我们叹服。陈延之特别推崇灸法，在《小品方》中提出"夫针须师乃行，其灸凡人便施"，为百姓治疗疾病提供便利。隋代巢元方编撰了第一部病因病机、证候学专著《诸病源候论》，对经络病机、针灸宜忌、灸疮等多有发挥，其创新精神值得我们学习。隋唐医家杨上善长于辨证论治，其针药并用的中医传统精神至今仍大有影响。唐代孙思邈撰《备急千金要方》和《千金翼方》，首载"阿是穴"，重视用奇穴，其修订绘制《明堂三人图》的过程体现出他在科学研究中的严谨、求实、创新的精神。唐代王焘《外台秘要》是一部总结了唐和唐以前中医方剂的集大成医书，集中反映了中唐以前中医方剂学的发展成就。《外台秘要》不仅是一部研究中医治疗学的重要参考书，也是整理我国医学遗产不可缺少的医学文献。

一、教学目标

1. 知识目标　了解张机、王熙、葛洪、陈延之、巢元方、杨上善、孙思邈、王焘等汉唐时期医家的生平，理解各位医家的学术思想，充分掌握相关经典理论知识，能够熟练阐述各位医家为针灸学术发展做出的贡献，建立中医针灸思维，达到对医家针灸学术思想的传承。

2. 能力目标　熟练掌握张机、王熙、葛洪、陈延之、巢元方、杨上善、孙思邈、王焘等汉唐时期医家的基本操作技法与临床应用特点，能够将理论与实践相结合，灵活运用相应的操作方法以解决临床实际问题。

3. 思政目标　树立正确的价值观，培养学生的家国情怀、科学精神、文化素养、中医传统思维，重视人文关怀、职业道德及个人素养的提升，增强文化自信，建立学生的专业自豪感。

二、相关知识板块的思政元素分析

（一）家国情怀（爱国主义、服务人民、心怀天下）

了解各位医家的生平，有利于培养学生的家国情怀，如张机、王熙、葛洪、孙思邈等医家，他们的家国情怀为后世留下了宝贵的精神财富。

（二）科学精神（严谨求实、探索精神、创新精神、实践精神、批判精神）

针灸医学的发展离不开历代古圣先贤的科学精神，通过学习本章所选医家的学术精神，如巢元方、孙思邈对待学术严谨、求实的精神，张机、葛洪探索、创新的精神，以及陈延之坚持求真求实的批判精神等，能够激发学生对科学精神的认同和追随。

（三）文化素养（历史素养、文学素养）

古代医家的学术流传至今，泽被后世，离不开文献的传承。本章所选取的医家，如巢元方、杨上善钻研古籍，著述颇丰，其表现出的历史素养和文学素养正是文化素养的真实体现，通过学习各位医家的精神，有助于提升学生的文化素养。

（四）中医传统（针药并用、大医精诚、整体观念、辨证论治）

中医学具有其独特的优势和特色，如针药并用、大医精诚、辨证论治等，这些成为历代中医传承至今的优秀传统。本章所选医家以其鲜活的优秀传统，激励着当代的青年学子，张机博采众方，首创六经辨证，在针灸方面，重视辨经，善用特定穴等；陈延之在《小品方》中对中医急症的治疗进行了精辟论述，强调针灸药治疗疾病的积极作用；孙思邈作为中医伦理学的开创者和集大成者，受儒家思想的影响，其所著《大医精诚》为习医者必读……通过对各位医家的学习，能够培养学生的中医传统思维。

（五）人文关怀（正确对待挫折）

古代医家的成才成名经历大多不是一帆风顺的，在人生不同的阶段，能正确对待挫折是医家突出的性格特质，如本章所选的医家王熙，在受到误解时，并没有一蹶不振，而是直面人生的挫折，通过学习能够启发后世学医者在学习过程中要正确面对挫折。

（六）职业道德（奉献社会）

古代医家在其临证实践中，无不恪尽职守、孜孜以求，如本章所选唐代医家杨上善，首开分类编纂、注释、校勘《内经》先河，详加注解，撰成《黄帝内经太素》，便于习医者系统掌握《内经》理论等事迹，学习他们的职业精神，传承大道，能激励青年学生奉献社会，养成良好的职业道德。

（七）个人素养（修身养性、反省自新、涵养道德）

古代医家的成长过程中，不乏在个人素养方面的优秀事迹，如本章所选医家王熙、孙思邈等，能够做到修身养性、反省自新、涵养道德，这些医家的优秀事迹也感召着青年人不断进步。

（八）文化自信（传承精华、守正创新）

通过学习本章所选医家的针灸学术思想和著作，如巢元方、杨上善钻研古籍，著述颇丰;孙思邈在总结前人《明堂图》的基础上,结合自己的见解,绘制了彩色经络腧穴图谱——《明堂三人图》。学习这些医家传承精华、守正创新的精神,能够激发学生的文化自信,巩固文化认同,引导学生自觉传承精华、践行守正创新。

案例一 张机　心系百姓著经典

一、案例

张机,字仲景,东汉末年南阳郡涅阳(今河南省南阳市)人,东汉伟大的医学家。张机生活在一个动荡不安的时代,战乱频发、瘟疫流行,百姓生活苦不堪言。疫病流行之际,张机的家族也未能幸免,其"宗族素多,向余二百。建安纪年以来,犹未十稔,其死亡者三分有二,伤寒十居其七"。于是,他发奋学习,刻苦钻研,立志做一个能解脱百姓疾苦的医者。他坚持勤求古训、博采众方,广泛搜集古今治病的有效方药,甚至一些民间验方,经过几十年的潜心研究,他对民间针刺、灸烙、温熨、药摩、坐药、洗浴、润导、浸足、灌耳、吹耳、舌下含药、人工呼吸等多种具体治法都有了一定的了解,积累了大量的资料和丰富的临床经验,写出巨著《伤寒杂病论》,并流传后世。张机的《伤寒杂病论》是第一部临床辨证论治专著,确立了中医临床医学的辨证论治体系和理、法、方、药的运用原则,为后世中医临床医学的发展,奠定了良好的基础。

在当时的社会背景下,张机为解决百姓疾苦挺身而出、发奋学习、刻苦钻研。一方面,张机把治病解难作为自己的责任,体现了他服务人民、心怀天下的精神;另一方面,张机经过不懈努力,广泛学习经典、积累个人实践经验,最终创作出经典著作《伤寒杂病论》,体现了守正创新的精神,同时也是坚定文化自信的表现。

张机博采众方,广泛搜集古今治病的有效方药,对多种具体治法都进行了深入学习,首创六经辨证,在针灸方面,重视辨经,善用特定穴。《伤寒杂病论》中有多处出现了"针足阳明""灸少阴""灸厥阴"等内容。这是张机强调的经脉辨证,即重经胜于重穴,后世将其总结为"宁失其穴,勿失其经"。仲景针灸方中多选用原穴、背俞穴和五腧穴等特定穴,提到的腧穴有期门、风池、风府、大椎、肺俞、肝俞、劳宫、关元、百会等。期门是足太阴、足厥阴、阴维之会,肝之募穴;风池是手足少阳、阳维之会;风府是足太阳、督脉、阳维之会;大椎是手足三阳、督脉之会;肺俞、肝俞为背俞穴;劳宫为五腧之荥穴;关元为手足太阴、足少阴之会,小肠募穴。其中,期门穴调畅肝胆气机,分别治疗"纵""横""阳明中风""热入血室"等以肝胆气机不畅为主要病机的疾病,这些疾病的临床症状虽各有所异,但治疗方法均为针刺期门穴。以上提示我们在平时学习的过程中,不仅要学习经典理论及医家经验,还要有自己独立的思考,在传承经典理论的同时,融入自己的见解,坚持守正创新,增强文化自信。

二、教学设计与实施过程

汉代至唐代是针灸学术理论体系形成、发展的重要时期。从战国至秦汉时期,我国由奴隶社会迈入封建社会,生产力的提高和社会制度的变革、各种学术思想的进步及古代哲学思想的影响,促进了针灸学从实践经验向理论高度的深化。东汉张机所著《伤寒杂病论》,创立六经辨证体系、倡导针药结合,他创用的人工呼吸法、肛肠给药法等都是世界首创。本节课的主要内容是讲述张机的生平和他的学术思想,主要采用启发式教学法和引导式教学法。

启发式教学法就是根据教学目的、内容、学生的知识水平和认识规律,运用各种教学手段,采用启发诱导方式传授知识、培养能力,使学生积极主动地学习,以促进身心发展。这种教学方法的优势是能够提高学习效果、学习积极性、自主学习能力,提高学生的教学满意度。在该教学方法中,教师为主导,学生为主体,通过讲述张机创作《伤寒杂病论》的背景及张机生平的一些经典故事,使学生对张机服务人民、心怀天下的家国情怀,医者仁心的医德思想,以及守正创新的文化自信有更直观、更深刻的理解。

引导式教学法是指教师改变传统的"填鸭式"教学,实现以"教师为主导、学生为主体"的教学模式,运用恰当的教学手段激起学生的学习兴趣,培养学生自主学习和独立思考的习惯。比如组织课堂讨论,以学生为主体,通过讲解张机的生平,在特定的环境下,引导学生对张机"六经辨证"学术思想的进一步学习和探讨,并形成自主探究学习的动力,此处可以引入具体的临床病例,使学生在发现问题的过程中体验运用知识解决实际问题的成就感和愉悦感。这种讲授方式更具有启发性,且能够清晰、直观地展示课程专业知识,改变了原有的讲授方法,激发了学生的自主学习能力。

三、教学效果

1. 教学目标达成度　本节课的教学目标集科学性、合理性、明确性于一体,帮助学生了解张机的生平,熟悉其相关的学术思想,比如"重视辨经,善用特定穴"。同时将教学过程与方法、情感态度与价值观、知识与技能三者的落实融合在一起,具有整体性。将本节课的理论学习与思政元素融合在一起,充分发挥思想政治教育功能,帮助学生树立家国情怀,增强文化自信;通过课堂提问、课堂讨论、课后作业等方式,评估学生的反应和对本节课所学知识的理解程度,教学目标达成度较高。

2. 教师反思　本节课把握教学基本内容,着重讲解张机的生平及其相关的学术思想,转变教学模式,引导学生通过医家生活背景和临床实际进行思考,将专业理论知识与课程思政融合在一起,应做到"润物细无声"。重视课堂互动,促进学生掌握本节课的专业理论知识,同时帮助学生树立正确的价值观,培养学生的家国情怀,增强学生的文化自信。

3. 学生反馈　本节课程在课堂上改变了"老师讲、学生记"的传统模式,新的教学方法吸引了学生的学习兴趣,提升了学生在课堂上的参与度,加强了学生与老师之间的密切沟通,充分发挥了学生的主观能动性。通过本节课的学习,学生对张机的生平和学术理论有了进一步了解,同时增强了学生对经典理论的重视,在掌握专业知识的同时,有利于学生自身价值观的塑造。

（胡　斌）

案例二　王熙　起死回生救妇人

一、案例

王熙,字叔和,高平人,晋代医学家,官至太医令。在中医学发展史上,他做出了两大重要贡献,一是整理《伤寒论》,二是著述《脉经》。汉代张机《伤寒杂病论》一书因战乱而散佚零乱,几至失传,王熙重新加以编次,将《伤寒杂病论》析为《伤寒论》与《金匮要略》,使《伤寒杂病论》得以保全。另著有《脉经》,总结汉以前有关脉学之成就,系现存最早脉学专著,书中总结脉象二十四种,又论述三部九候,寸口脉等,对后世的脉学发展影响甚大。唐代甘伯宗《名医传》称:"王叔和性度沉静,尤好著述,究研方脉,静意诊切,调识修养之道。"宋代张杲亦称其:"博好经方,尤精诊处……深晓疗病之源。"

王熙不仅是一位卓越的脉学家,也是一位很有成就的针灸学家,他在经穴、刺灸法以及针灸临床等问题上都有独创性发挥,对针灸学发展有重要贡献。

据载,王熙在高平王寺村的王记药铺看病,当时的他远近闻名,病人络绎不绝。不久后,战争频发,瘟疫流行,百姓疾苦,人们直到病入膏肓才去求医,所以即便王熙尽心尽力为人治病,也无力回天,人们因此怀疑他的医术而不敢登门求医。

后来王熙在太行山下的济生堂药铺坐堂。一天,城里有户贫寒人家正在办丧事,棺材从济生堂抬过时,滴下了几点鲜血,王熙看到血迹,大吃一惊,便喊道:"为何将活人往外抬?"出殡队里无人理会。王熙一急,上前拉住拉灵幡的孩子,嚷道:"棺里是活人,棺里人没死!"出殡的队伍乱了套,几个后生以为他有意捣乱,扯住他就要打。吹鼓老人看他不像恶人,止住年轻人,唤过一位中年汉子叫他裁夺。中年汉子姓午名逢生,棺里殓的正是他的妻子贾氏,因产中血崩脱阳暴亡。当地风俗,年轻女人死于流血等症,统称"血光之灾",须及早入殓安葬。当日贾氏刚刚昏死,家中长者便张罗出殡。午逢生听坐堂先生一说便心生希望,甘愿开棺验尸。王熙掐起贾氏的人中、关元等穴,那女子立时换气,继而呻吟,再而略睁双目,半欠身子意欲起动。这一件医案,顷刻轰动了济州城,一时间,一传十,十传百,把王熙传成了当今扁鹊、再世华佗。可见王熙对针灸腧穴也有深入地了解。

王熙在王寺村时大家对他有诸多误解,此时是他的人生低谷,但是王熙并没有一蹶不振,而是直面人生的挫折。王熙在逆境中仍能坚守自己的医德,拯救了一个即将被送去安葬的妇人。可见王熙拥有极高的个人素养、高尚的职业道德、同时还有着高超的中医水平,堪称大医精诚,其为人处事是较好的思政教学案例。

二、教学设计与实施过程

本节课主要采用情景式教学与互动式教学方法。情景式教学能让同学们身临其境去感受古人的风采,课堂的参与感也有了极大的提高。能让同学们真正成为课堂的主人。互动式教学就是通过营造多边互动的教学环境,在教学双方平等交流探讨的过程中,达到不同观点碰撞交融,进而激发教学双方的主动性和探索性,达成提高教学效果的一种教学方式。两个教学模式相结合启发学生活学活用经典理论知识,培养提升学生的针灸临床思维,加深、扩展学生对所学针灸经典知识理解和掌握,引导学生思考历代医家如何根据传统经典理论知识建立起诸多丰富多彩的学术派别。

故本节课主要采用了情景式教学与互动式教学相结合的模式,课前先把故事发给同学,之后把同学分成小组,以小组为单位主动报名演绎情景剧。讲授新课如"阐述经脉虚实病证,强调针药并治"这部分时,让同学们分角色演绎出本节的故事,然后老师评价同学们对故事的演绎程度,让同学们合作交流探讨下列这些问题,如这个故事有哪些地方让你感动?你觉得王熙是一个什么样的人?同学们根据上面的问题,以小组为单位畅所欲言。教师根据同学们的发言,具体深入地讲述这部分所涉及的思政点;通过提问的方式让同学们说一说这部分学习之后的收获、感受或者总结一下本节内容。课后搜集更多关于王熙散轶的小故事,搜集生活中像王熙一样的人物事迹。

三、教学效果

1. 教学目标达成度　通过情景式教学与互动式教学相结合的模式,让同学们积极参与表演和讨论,深入了解王熙是位医术精湛、能直面人生挫折、堪称大医精诚的医家,教学目标达成度较为圆满。通过本节案例阐明思政点,让思政进入课堂,引导同学们做像王熙一样的医者。通过对王熙的了解,真正达到传承发扬历代古圣先贤的学术思想与智慧的目的。

2. 教师反思　同学们演绎情景剧表演可能不够到位;在合作交流环节,概括人物品质可能不够全面,寻找思政点可能不完善。需要认识到教师往往是一节课的灵魂,在课堂初期活跃起来课堂的气氛,减少同学们的紧张情绪,同学们才能更好地演绎情景剧,也能更从容地融入课堂。

3. 学生反馈　情景剧的演绎活跃了课堂气氛,大家都能积极参与到课堂中间,真正成了课堂的主人。在愉快的课堂氛围中听课更加专心,对本节课的内容也理解得更加全面。

(胡　斌)

案例三　葛洪　心系百姓重灸方

一、案例

葛洪,字稚川,自号抱朴子,丹阳句容人,东晋道教理论家、医学家、炼丹术家。葛洪涉猎的领域涵盖了自然科学、社会科学等,是一位跨道学、哲学、军事、医学、化学、天文学等多学科融合性巨擘,也是岭南医史开山之祖。葛洪生活的两晋之交,是两晋史上最为动荡不安的时代。当时战乱频仍,国无宁日,民不聊生。太安初年,在平定叛乱的过程中,葛洪响应号召,身先士卒,任将兵都尉,率兵讨伐石冰起义并击溃敌军,体现了他以国家兴衰为己任的爱国主义情怀。因长时间战乱,人口锐减,户口凋零,他解甲还乡后,看到疾病带给父老乡亲的痛苦,全身心投入医书的撰写和整理中,悲天悯人的情怀使命支撑着他厘清浩如烟海的书卷。平日里他常接济百姓,细心为他们诊治伤病,许多穷苦百姓受到他的恩惠。他晚年隐居于广东罗浮山,被尊称为"葛仙翁"。

葛洪在行医过程中发现身边有懂点医术或手里有医书的人,往往是还没有在繁杂的医书中找到合适的治疗方法,病人就已经没救了。这正是急性病最棘手的地方。前人曾有编写"肘后方"的打算,就是把医书挂在肘后方便随时查看,但是并未完成,前人也写过急症医书,但这些书籍存在对症状描述不清、针灸腧穴记载晦涩难懂或是所用药材珍稀昂贵等弊病,实用性不强,难以救治普通百姓的急症。于是葛洪取其精华去其糟粕,秉承"诸家各作备急,既不能穷诸病状,兼多珍贵之药,岂贫家野居所能立办"的著书初衷,选取易得之药加上取材低廉、操作简单便捷的灸法,编纂成具有"简、验、便、廉"特点的《肘后备急方》,使"凡人览之,可了其所用"。葛洪尤其强调灸法的使用,书中指出灸法"用之有效,不减于贵药"。他在序里记载"灸但言其分寸,不名孔穴",清晰明确地注明各种灸法的使用方法而不命名。葛洪创立的隔物灸法,对制作方法、施灸步骤、壮数和适应病证做出具体论述,更指出施灸原则与注意事项。葛洪临床处方辨证施灸且灸药并用,使不少民间验穴验方得以流传,治疗手段丰富,疗效卓著,奠定了灸疗学科的雏形,极大地推动了后世灸疗学的发展。《肘后备急方》内容扎实,其临床实用性、对某些传染病认识的超前性、急诊诊疗的开创性都具有深远影响,也是葛洪服务人民、心怀天下的爱国主义情怀的充分体现。

二、教学设计与实施过程

本节课的主要内容是讲述葛洪的生平和他的学术思想,主要采用启发式教学法和PBL教学法。启发式教学法是根据教学目的、内容、学生的知识水平和知识规律,运用各种教学手段,采用启发、诱导的办法传授知识、培养能力,使学生积极主动地学习,以促进身心发展。这种教学方法的优势是能够提高学习效果、学习积极性、自主学习能力,提高学生的教学满意度。教学中以学生为主体,教师为主导,讲授葛洪的生平时代,通过综合医家所处时代的社会背景、自然环境及人文环境,能够起到价值导向、隐性教育、心理建构以及规范行为等作用,帮助学生认识到我们现在稳定的政治环境、繁荣的文化经济来之不易,当国家需要我们的时候,要不忘初心,牢记使命,挺身而出。

与传统的以教师为中心的教学模式不同,PBL教学模式是以学生为主体的教学方法,也称"项目式教学法",是一种通过让学生展开一段时期的调研、探究,致力于用创新的方法或方案,解决一个复杂的问题、困难或者挑战,从而在这些真实的经历和体验中习得新知识和获取新技能的教学方法。本节在讲授葛洪善用灸法的学术思想时,给学生布置作业,帮助他们在课后积极开展灸疗实践活动。如在校园内以社团活动的形式,定期开展艾灸养生保健宣教和义诊活动,用实际行动体会《肘后备急方》中所载的众多艾灸疗法及其操作便捷、适应证广、疗效显著的优点。

三、教学效果

1. 教学目标达成度　本节课的教学目标合理明确,帮助学生了解葛洪的生平,熟悉葛洪的灸法学术思想。同时将教学过程与方法、情感态度与价值观有机结合。课堂初始,先回顾葛洪的生平和主要学术思想,引出葛洪开创隔物灸的先河,为灸法治疗开辟了多样化发展道路的知识点。隔药物灸能提高灸治的效果,同时又减轻了直接灸造成的痛苦,因此在当时广为流传。将本节课的理论学习与思政元素融合在一起,将课程思政内容转化为学生意识体系的一部分,并外化于相应的医学实践。充分发挥思想政治教育功能,帮助学生树立家国情怀,更重视科学精神,教学目标达成度较高。

2. 教师反思　本节课教学要点在于通过学习葛洪传奇的生平及其学术思想,启发学生对医家生活背景进行思考,经过课堂学习和课后实践,将专业理论知识与课程思政有机融合,循循善诱,润物细无声地将社会主义核心价值观引入教学情境中,并在临床实践中深刻体会本节课的专业知识。

3. 学生反馈　本节课将医家的成长经历、治学态度引入教学情境中,同时身体力行,用课后实践活动将古代先贤学术思想应用于生活和临床,从实际操作中感受葛洪艾灸疗法"简、验、便、廉"的特点,使枯燥的基础知识变得有血有肉、活灵活现。通过本节的学习,学生了解了葛洪当时的心境,激发了爱国情怀,最终更好地树立了社会主义核心价值观。

（温　婧）

案例四　葛洪　青蒿截疟启后世

一、案例

葛洪的医学著作《肘后备急方》实际上是一部救急简易手册。《肘后备急方》是最早记载青蒿治疟的医学文献。当年葛洪在炼制丹药时,意外从青蒿中提取出一种清香的液体,经过实践后,发现青蒿提取液对岭南地区的瘟病有奇效。葛洪在《肘后备急方》的自序中云:"自天地大变,此方湮没几绝,间一存者,阆以自宝,是岂制方本意",体现了葛洪的创新思想和实践精神。

1969 年,屠呦呦接受国家疟疾防治项目"523"办公室艰巨的抗疟研究任务,开始搜集历代相关的医学资料并进行实验研究。由于当时科研设备比较陈旧,科研水平也无法达到国际一流水平。屠呦呦团队经历了 190 多次失败,都无法通过高温加热提取青蒿素。后来她受葛洪《肘后备急方》"青蒿一握,以水二升渍,绞取汁,尽服之"截疟记载的启发,改用低沸点溶剂的提取方法,终于从传统中药青蒿中发掘出了新结构类型抗疟活性化合物——青蒿素。青蒿素和它的衍生物解决了全球棘手的抗氯喹的疟疾的治疗问题,青蒿素复方药物治疗(Artemisinin-based Combination Therapies, ACTs)成为世界卫生组织首推的抗疟疗法,挽救了数百万患者的生命。世界卫生组织评价青蒿素联合疗法是目前治疗疟疾最有效的手段,也是抵抗疟疾耐药性效果最好的药物。

青蒿素是中医药献给世界的礼物,是我国传统中医药文化为世界做出的贡献。青蒿素的发现启示我们,中医药的原创思路与现代科技结合可以产生原创性成果,这也是中医药现代化的途径之一。屠呦呦与葛洪虽然生活的时代不同,经历各异,但有一点是相同的,那就是他们为了医学发展,为了拯救生命,百折不挠、反复试验、守正创新,是坚持科学精神、坚定文化自信的表现。

葛洪疫病思想亦产生深远影响,他注意采用各种方法以预防疫病,除了传统的内服药物,葛洪还会采用以灸法为代表的外治法来治疗疫病。其著作中"断温病,令不相染"的燃艾方法,对现代灸法消毒在预防医学中的应用有很好的借鉴意义。

二、教学设计与实施过程

本节课的主要内容是讲述葛洪的学术传承与影响,采用互动式教学法和启发式教学法。互动式教学是通过营造多边互动的教学环境,在教学双方平等交流探讨的过程中,达到不同观点碰撞交融,进而激发教学双方的主动性和探索性,达成提高教学效果的一种教学方式。启发式教学法是根据教学目的、内容、学生的知识水平和知识规律,运用各种教学手段,采用启发、诱导的办法传授知识、培养能力,使学生积极主动地学习,以促进身心发展。两种方法结合,以学生为主体,教师为主导,营造一种良好、平等的教学环境。葛洪影响至今的学术成就还有很多,引入案例,组织课堂讨论,让学生联想自己所了解的其他古人学术观点传承至现代临床的应用,根据学生发言,给予正向的反馈,引导学生学习葛洪和屠呦呦在发展祖国中医学道路上,始终坚定文化自信和百折不挠、守正创新的科学精神。

三、教学效果

1. 教学目标达成度 本节课通过教学内容的讲授与课堂上启发式与互动式的教学,帮助学生了解葛洪的学术传承与影响,以及对现代中医学者在中医药现代化研究中的启发。及时融入相对应思政元素,培养学生的创新与实践精神,树立文化自信。引导学生深入思考,教学目标达成度较高。

2. 教师反思 本节课通过引导学生对葛洪的学术传承、学术影响及对现代中医学研究的启发进行相关探讨,呈现了很多学科前沿的研究成果,扩充了学生的知识面,让学生能够从多维度了解医家葛洪的学术影响,通过课堂讨论,学生能清晰流畅地表述教材未涉及的知识,提出自己的一些见解。

3. 学生反馈 通过屠呦呦的故事,对葛洪有了更立体的了解,通过现代医家的案例,加强了学生对葛洪学术影响的深刻认识。课堂互动提高了学习的主动性与积极性,强化了文化自信和科学精神。

(温　婧)

案例五 陈延之 拨云见日求真理

一、案例

陈延之著有《小品方》，又名《经方小品》，是我国古代一部著名的经验方书，在中国医学发展史及中外医学交流史上，起到重要的承上启下、传播普及的作用。原书已佚，其佚方保存于《备急千金要方》《外台秘要》《医心方》中。唐代律令把《伤寒论》与《小品方》两书并作为习医必读之书，足以证明《小品方》的学术地位。

陈延之在《小品方》对中医急症的治疗进行了精辟论述，他认为救急之道，倡导简便廉验，手段诸多，急救主要通过观察，医治多采用针、药、敷、灸、熏、熨、推拿、按摩等方式。陈延之特别推崇灸法，提出"夫针须师乃行，其灸凡人便施"。这说明灸法简单易行，百姓自己就可以使用。陈延之在治疗急症时通过客观分析可能导致疾病的原因、强调针灸药治病的积极作用，不仅是杂合以治的体现，也是一种唯物主义疾病观，富有创新性。

二、教学设计与实施过程

本节课讲授陈延之的生平、著作和他在针灸学方面的贡献，主要采用启发式教学法、比较教学法结合小组讨论法。启发式教学法是根据教学目的、内容、学生的知识水平和知识规律，运用各种教学手段，采用启发、诱导的办法传授知识、培养能力，使学生积极主动地学习，以促进身心发展。这种教学方法的优势是能够提高学习效果、学习积极性、自主学习能力，提高学生的教学满意度。教学中以学生为主体、教师为主导，让学生深刻理解《小品方》学术思想在针灸学发展中的影响，了解陈延之作为提倡灸法的先驱对灸法学发展做出的贡献。

采用比较教学法，对张机和陈延之学术思想进行比较，教师通过举例，横向比较张机与陈延之的学术思想引出讨论议题，分小组讨论并总结，最后对讨论结果进行汇报发言，让学生进一步深入理解古代医家的针灸学说，深刻领悟先贤在学术和临床研究中求真求实、坚持科学精神、坚持理性信念的品格和创新性的唯物主义疾病观。

三、教学效果

1. 教学目标达成度　本节课的教学目标合理明确，帮助学生了解陈延之的生平、著作和他在针灸学方面的学术贡献。通过启发式教学法、比较教学法结合小组讨论法，极大提高了学生的学习热情，主动总结医家学术特点，并在讨论和汇报中感悟医家的科学精神，教学目标达成度较高。

2. 教师反思　本节课运用比较教学法，通过对张机和陈延之两位医家学术思想比较和总结，能够更好地发现学生学习各家学说时的薄弱环节和思维偏差，更有助于学生厘清各位医家的学术特点和学术贡献，加深学生对经典引领与指导作用的认识。

3. 学生反馈　课堂上通过对陈延之生平的讲授，使学生对医家有了更立体的了解，拉进了学生与教学内容之间的关系,课堂互动提高了学生学习的主动性与积极性,增强了学生对陈延之的针灸学说的认识,同时引导了学生在今后学习过程中建立坚定的科学精神。

（温　婧）

案例六　巢元方　守正创新扬后世

一、案例

巢元方主持编撰的《诸病源候论》成于隋大业六年（公元 610 年）,是我国第一部病因证候学专著,承载了隋代以前的医学成就。该书以《内经》《难经》《伤寒论》等经典医学著作作为基石,致力于各种疾病的源与候,其作为病因病候学专著之开河与典范,迄今一直为医家学者们推崇。《诸病源候论》共计 50 卷,分 67 门,列证候 1739 种,包含了内、外、妇、儿、五官等各科疾病的内容,对诸多疾病详细观察,系统论述,医学成就卓著。

巢元方在隋大业年间任太医博士、后任太医令,奉诏编撰《诸病源候论》,足见其丰富和扎实的中医理论功底。虽然巢元方的生平事迹缺乏具体史料记载,但我们通过其主持编撰的《诸病源候论》能够认识到他高水平的文化素养和严谨求实的科学精神,这种精神激励着我们一代代医者肩负起治病救人、传承祖国中医文化的伟大使命。

《诸病源候论》虽非针灸学专著,但有关针灸的论述较为丰富,共有 42 卷、40 病源、309 候论及针灸。通过研究《诸病源候论》中的针灸相关内容,能窥探到当时针灸理论的发展面貌。因此,研究《诸病源候论》的针灸理论不仅能进一步彰显其本身的学术成就与价值,还能从针灸理论历史发展角度出发,为当代针灸理论与实践发展提供思路。巢元方关于针灸的论述以经典为宗,又扩展其应用,延伸了内涵,树立了守正创新的典范。据统计,《诸病源候论》引用《内经》与《针灸甲乙经》原文共 91 处,巢元方《诸病源候论》用《内经》经络理论解释病机有较多新的见解,包括用正经、奇经、络脉、经筋理论阐释多种疾病的发病机制。巢元方不仅发展了奇经八脉理论,也为后世运用奇经辨证奠定了理论基础,同时为络脉理论指导病机分析、经筋理论用于临床诊治树立了范例,扩大了经络理论的临床应用。这些都启发我们要活学活用经典理论知识,提升针灸创新思维,解决现实难题,服务社会和民生。

巢元方阐述针灸宜忌,强调根据经络病机决定是否选用针灸治疗,而非刻板、固化地使用针灸,把针灸的应用发挥到了最大效应,使疾病的治疗效果达到最佳,展现出了辨证论治和大医精诚的中医传统。这在今天仍是非常有意义的,我们要钻研自己的专业,挖掘专业优势,发扬中华优秀传统文化的魅力、中医的魅力、针灸的魅力。巢元方还论述了发灸疮现象,强调灸疮溃破脓出、痂愈合是病愈的征象,还强调对化脓灸的护理以预防感染为主。其先进的观点与目前临床一致,正是巢元方丰富的临床实践,才得出这样正确的认识,从侧面也展现了其认真实践的科学精神,启发我们多临床、善总结、从临床实践中吸收养分,再反哺临床,提高临床效果。此外,巢元方提出了小儿"慎护风池"与"逆灸"。巢元方强调养护小儿应重视风池穴的诊察及施术。还记载了艾灸防治痉证的"逆灸"之法,即艾灸颊车预防小儿口噤,当口噤发生后可配合舌下刺血治疗。又提出逆灸防痉有禁忌,不可妄用,该法适用于寒冷地区,温暖的江南则不用,体现出中医因地制宜的先进思想。我们在临床中也会接触到各地患者,他们的生活背景、习惯等都有很大差异,这些都是我们医者在治疗疾病时应该考虑的因素,辨证思维和整体观念要牢记于心。

巢元方《诸病源候论》成书后,对后世影响很大,《千金方》《外台秘要》《太平圣惠方》等大多引用了《诸病源候论》的原文和观点。此外,巢元方关于邪热侵袭手少阴经和足阳明络脉而致衄血的病机理论,为《铜人腧穴针灸图经》取阴郄治衄、《丹溪心法》以丰隆止血奠定了理论基础;以阳明经理论阐述齿龈肿痛,奠定了后世取阳明经经穴治疗牙痛的理论基础;对《内经》"风中五脏"理论进行了发挥,提出以五脏论中风,治疗上又继承《脉经》的有关理论,采用急灸背俞穴的方法……这些都有助于提高我们的专业自信和文化自信。

二、教学设计与实施过程

采用启发式和互动式教学方法。启发式教学就是根据教学目的、内容、学生的知识水平和认识规律,运用各种教学手段,采用启发诱导办法传授知识、培养能力,使学生积极主动地学习,以促进身心发展。如讲授巢元方用经络理论阐释病机和发灸疮现象内容时,以某个常见疾病举例,结合学生原有的知识结构,活跃学生思维,启发学生讲出疾病的病机特点以及出现灸疮时应如何处理,培养其善思考的能力。整个教学过程融价值塑造、知识传授、能力培养于一体,在讨论中可融入一些其他相关学科内容,如信息工程、统计学等,使学生认识到多学科交叉的重要意义,激发学生的兴趣,由被动的"我学"转为主动的"要学"。

互动式教学是通过营造多边互动的教学环境,在教学双方平等交流探讨的过程中,达到不同观点碰撞交融,进而激发教学双方的主动性和探索性,达成提高教学效果的一种教学方式。即让学生的主体地位在课堂上得到落实和突显,既是互动式教学的内在要求,也是学生能力发展的需要。如在讲授巢元方关于针灸宜忌和小儿"慎护风池"与"逆灸"时,结合临床实践,和学生共同探讨,针灸可以治疗哪些疾病及优势病种,对哪些疾病不是首选或是配合手段;风池有哪些作用,对小儿重要的机理是什么;"逆灸"还适合哪些疾病等。充分调动学生学习的积极性和热情,培养学生的学习能力。提高学生综合分析问题的能力和批判性思维。促进学生综合素质的全面提高,加强课程思政的价值引领,让教学触动学生灵魂。

三、教学效果

1. 教学目标达成度 通过本节课程讲授,学生可掌握巢元方的经典针灸学术思想与临床技术,强化了学生主动把临床与理论相结合的意识,中医思维得到拓展和加强。巢元方丰富的学术思想和成就,极大提升了学生的家国情怀及专业、文化自信。学生对传承与发展,守正与创新,仁心和仁术有了更强的责任感和使命感。教学目标达成度较高。

2.教师反思　各家针灸学说课程教学,在课程思政教学元素上有着天然的优势,学科专业和思政元素可贴切地联系在一起,对学生的思政教育达到"润物无声"效果。在下一步的教学中,要与时俱进,不断改进教学方法,提升思想政治教育的亲和力和针对性,以满足学生的成长发展需求和期待。

3.学生反馈　学生通过对本节课程的学习,对经典理论和技术更加重视和热爱,对祖国医学更加自信和认同,认为学好经典有助于临床和科研工作,立志要学好中医,服务民生。很多学生开展了背诵经典理论的学习,并希望能在学习过程中,与老师多交流,掌握更有效的经典学习方法。

（胡　斌）

案例七 杨上善　深研《内经》泽后世

一、案例

杨上善是隋唐时期著名医家,《古今图书集成医部全录》记载其"大业中为太医侍御,名著当代,称神,诊疗出奇,能起沉疴笃疾",说明杨上善不仅医术精深,而且"名著当代",名望也非常大。据载,杨上善在隋朝灭亡后归隐,专心于钻研医药知识,晚年受唐高宗宣召再次入宫。

杨上善遵循《内经》经旨,强调对不同的疾病采用不同的治疗方法,对于风痹等轻动邪气所致之证,应采用微针扬散驱邪;而湿痹诸证等病性沉重,则宜燔针按熨,逐渐驱除。还提出治病应采用多种方法协同起效,如治肾病有五法,肾阳亏虚时当使用灸法,但同时应生食豕肉温肾补虚,而且要松开腰带,使腰肾通畅,阳气通行;解开头发,使阳热之气循足太阳膀胱经上达;并策杖而行,牵引肩膊;还应在鞋中加入磁石粉负重行走。这里提到了针灸、饮食、磁疗、运动等治疗肾脏病证的方法,强调综合施治的重要性,体现了杂合以治的思想,符合中医传统精神。

《唐代墓志汇编续集》中记载,杨上善唐高宗显庆五年受诏入朝,除弘文馆直学士(掌管书籍,教授学生的一种官职)。杨上善入朝后当了一个文官,这使得他更有机会借宫廷图书资源去潜心研究整理医书,医学研究成果斐然。杨上善对《黄帝内经》研究颇深,当时《内经》传本在内容和体例编排上较为繁杂,易使研习医理者陷于茫然无序、问津无门的情况,于是他有感而发,首开分类编纂、注释、校勘《内经》先河,详加注解,命名为《黄帝内经太素》。《黄帝内经太素》被珍视为中医经典十大名著之一,便于习医者系统掌握《内经》理论,其中经脉、腧穴、身度、九针、补泻等理论,是研究其针灸学说的主要依据。杨上善在腧穴归经方面的研究也贡献重大,他编著了《黄帝内经明堂类成》,比较圆满地解决了腧穴归属经脉及其与经脉循行的联系等重大问题,本书被唐太医署规定为学习针灸的主要课本,具有重要的理论指导和临床意义,为后世医家所尊崇。

杨上善首开分类编纂、注释、校勘《内经》先河并且开创以经统穴、按经脉循行流注方向排列经穴的体例,体现出其深厚的文化修养和文献素养,杨上善不仅医术精湛,而且淡泊名利,精勤不倦,一生坚定致力于医学研究,并能够在钻研医理时考虑习医者在学习经典时可能遇到的问题,怀着医者的赤诚之心,对经典的内容进行了传承创新的编排与注解,将医经的学术思想与自己的经验传承发扬下去,影响了一代又一代的中医人,体现出杨上善奉献社会的精神和职业道德精神;也体现了他传承精华、守正创新的精神,同时也是坚定文化自信的表现。

二、教学设计与实施过程

采用启发式教学法和互动式教学法。启发式教学法是根据教学目的、内容、学生的知识水平和知识规律,运用各种教学手段,采用启发、诱导的办法传授知识、培养能力,使学生积极主动地学习,以促进身心发展。互动式教学是通过营造多边互动的教学环境,在教学双方平等交流探讨的过程中,达到不同观点碰撞交融,进而激发教学双方的主动性和探索性,达成提高教学效果的一种教学方式。

课堂采用这两种教学方法相结合,以学生为主体,教师为主导,营造一种良好、平等的教学环境。在课堂开始后先通过《黄帝内经太素》引出本节要介绍的医家杨上善,继而在介绍杨上善生平时,引入案例并设置探究杨上善的学术成就、针灸学说内容以及根据教材内容结合案例能够彰显医家怎样的精神等一些问题,组织课堂讨论,激发学生主动探索的兴趣,根据学生的发言,给予正向的反馈,引导学生学习杨上善的针灸学术思想,了解杨上善对医经在后世的传播做出的巨大贡献,进一步学习杨上善精勤不倦、敢于创新及坚定传承的精神,拓展学生的思维,培养学生的情怀,增加学生的课堂体验感。

三、教学效果

1. 教学目标达成度 本节课通过教学内容的讲授与课堂上启发式与互动式的教学,帮助学生了解杨上善的生平,熟悉杨上善的著作,并了解其针灸学说对后世的影响;同时及时融入相对应思政元素,培养学生的传承与创新精神,提高学生主动钻研能力;通过课堂讨论与提问的方式,实时掌握学生对知识的理解程度,引导学生深入思考,教学目标达成度较高。

2. 教师反思 本节课通过引导学生对杨上善的生平故事及针灸学术思想进行相关探讨,发现互动式的教学能够提高学生的课堂参与度,特别是认真对学生的发言进行肯定,更能激发学生对课堂的热情,使学生掌握基本知识,树立正确的价值观,获得更好的发展,要做好这一点就需要提前对课堂探讨内容进行设计与构思,同时在教学活动过程中要注意所讲授内容是否能够引起学生的兴趣,并应给予学生主动思考的时间与空间。

3. 学生反馈 课堂上通过杨上善的故事使得学生对医家有了更立体的理解,加强了学生与教学内容之间的联系,课堂互动提高了学生学习的主动性与积极性,增强了学生对杨上善的针灸学说思想的理解与掌握,同时引导学生树立正确人生观与价值观。

（胡　斌）

案例八　孙思邈　绘制彩图开先河

一、案例

唐朝著名医家孙思邈擅长方药治病,而且极为重视针灸明堂的作用,他认为:"夫病源所起,本于脏腑,脏腑之脉,并出手足,循环腹背,无所不至,往来出没,难以测量。"强调医生针灸时要"指取其穴,非图莫可",充分反映出孙思邈对经络腧穴图深刻而科学的认识。他发现旧时的《明堂图》,因年代久远,传误甚多,认为唐以前的腧穴名称和定位"去圣久远,学徒蒙昧,孔穴出入,莫测经源"。为了方便医者救治病人和针灸学子学习针灸医学,贞观年间,继唐朝政府令甄权等人修订《明堂图》之后,孙思邈在总结前人《明堂图》的基础上,结合自己的见解,依照甄权等人修订的《明堂图》绘制了有史记载以来第一套彩色经络腧穴图谱——《明堂三人图》。

孙思邈的《明堂三人图》共三幅,分别为仰人图、背人图和侧人图,图中共载腧穴650个,其中仰人图有腧穴282个,背人图有腧穴194个,侧人图有腧穴174个,实际三幅图共有双穴301个,单穴48个,合计穴名349个。为了使图谱清晰明朗,使医者、针灸学子都能"依图知穴,按经识分,则孔穴亲疏,居然可见",他别具匠心地按经脉分类不同而着以不同的颜色,所谓"其十二经脉,五色作之,奇经八脉以绿色为之,三人孔穴其六百五十穴,图之于后,亦睹之便令了耳。仰人二百八十二穴,背人一百九十四穴,侧人一百七十四穴。穴名共三百四十九,单穴四十八名,双穴三百一名"。实开针灸学术史上绘制彩色经络腧穴图谱之先河。孙思邈的这种绘图体例对其后的医家王焘以及宋以后《明堂图》的演变产生了深远的影响,随着后世医家"明堂"专书的不断问世,《明堂图》的绘制也日臻丰富和完善。孙思邈修订绘制《明堂三人图》的过程,体现了他在科学研究中的严谨求实、创新精神和实践精神。

二、教学设计与实施过程

本节课的主要内容是讲述孙思邈的学说与学术贡献,主要采用启发式教学法和TBL教学法,TBL即任务型教学(Task-based Language Teaching),是指教师通过引导语言学习者在课堂上完成任务来进行的教学。该方法不再以教师为主体,而是以学生为主体,是一种以团队为基础,提倡学生自主学习,以将学生培养成终身学习者为目标的新型教学模式。课堂上精心选择教学案例,利用知识的多重价值,实现知识传授、价值引领与创新能力培养的有机结合。让学生认识到孙思邈校勘工作的细致认真。课后组织学生进行孙思邈学术贡献相关文献调研活动,以达到夯实基础、拓宽视野的创新思维训练目的,在文献调研的基础上再以一定的标准将文献进行分类、讨论和展望,还倡导学生采用多媒体向全班同学演示自己的调研结果并开展讨论。让学生体会孙思邈在针灸学教学及科研方面严谨求实、不断创新、坚持实践的品格,有助于在专业课教学中实现立德树人。

三、教学效果

1. 教学目标达成度　本节课的教学目标合理明确,帮助学生了解到孙思邈的学说与学术贡献。同时将教学过程与方法、情感态度与价值观有机结合。通过对课程教学内容的重塑,以及课后的文献调研实践活动,对课堂提及的学科前沿知识进行夯实、巩固、内化以及升华,学生的课堂参与度以及学习兴趣大大提高,教学目标达成度较高。

2. 教师反思　本节课通过对孙思邈学说与学术贡献的介绍,使得班级学生参与科研的积极性得到明显提高。TBL 教学法能有效提高每位学生的参与度,促进学生主动学习,积极参与团队合作。

3. 学生反馈　课堂上通过孙思邈修订《明堂三人图》的事迹,使得学生深刻认识到科学研究的严谨和细致,课后小组调研和结果讨论互动提高了学生学习的主动性与积极性,增强了学生对孙思邈的针灸学说思想的理解与掌握,同时引导了学生严谨求实、不断创新、坚持实践的科学研究精神。

（温　婧）

案例九　孙思邈　大医精诚济天下

一、案例

《大医精诚》出自唐代孙思邈所著的《备急千金要方》第一卷,是中医学典籍中论述医德的一篇极重要文献,为习医者所必读。这篇文献广为流传,影响深远。孙思邈作为中医伦理学的开创者和集大成者,受儒家思想的影响,提炼出了中医"大医精诚"的思想。《大医精诚》论述了有关医德的两个问题:第一是精,即要求从医者要有精湛的医术,认为医道是"至精至微之事",习医之人必须"博极医源,精勤不倦"。第二是诚,即要求医者要有高尚的品德修养,以"见彼苦恼,若己有之"的感同身受的心,策发"大慈恻隐之心",进而发愿立誓"普救含灵之苦",且不得"自逞俊快,邀射名誉""恃己所长,经略财物"。

《备急千金要方》开篇"人命至重,有贵千金,一方济之,德逾于此",孙思邈告诫医生对待病人要时刻怀有仁爱之心,不论尊贵卑贱,不论亲疏远近,一切以生命至上为原则,秉持仁爱之心,对待病人如亲友,全心全意为患者服务。治病救人是医生的天职,不能因为考虑自我祸福吉凶,而不尽心诊治。孙思邈还认为"自古名贤治病,多用生命以济危急,虽曰贱畜贵人,至于爱命,人畜一也",指出动物的生命与人的生命同样需要珍惜。在中医伦理中,无论临床或者科研,都应该抱着对生命尊敬的态度,尊重生命是中医人践行人道主义最显性的体现。

孙思邈重视医者修养之"慎独",要想成为德艺双馨的医生,内省慎独是保持思想纯洁性的方法。孙思邈在《大医精诚》中写道:"夫大医之体,欲得澄神内视,望之俨然。宽裕汪汪,不皎不昧"。医生应该专注地问诊,堂堂正正,不卑不亢,患者请你到家中看病,

"勿左右顾眄"保持良好的个人修养,与患者共情,体会患者及其家人的痛苦。与同行相处时也要保持"慎独",要谨言慎行,保持谦虚谨慎的态度,恪守"夫为医之法,不得多语调笑,谈谑喧哗,道说是非,议论人物,炫耀声名,訾毁诸医。"孙思邈告诫不随意开同行的玩笑,不踩贬、诽谤同行以提升自己的名气。

孙思邈要求所有学医的人一定要潜心钻研医学知识,专心勤奋不懈怠,不能道听途说、一知半解地领悟医学原理。孙思邈在《备急千金要方》中讲到:"凡欲为大医,必须谙《素问》《甲乙》《黄帝针经》《明堂流注》十二经脉、三部九候、五脏六腑、表里孔穴、《本草药对》、张仲景、王叔和、阮河南、范东阳、张苗、靳邵等诸部经方,又须妙解阴阳禄命、诸家相法,及灼龟五兆、《周易》六壬,并须精熟,如此乃得为大医"。医学是一门博大精深的学科,要求从医者必须广泛研读各类书籍,坦诚认识自己所学知识的不足,在从医道路上虚心学习。

二、教学设计与实施过程

本节课的主要内容是讲述孙思邈的生平、著作与学术贡献,采用启发式教学法、互动式教学法、分组讨论法。课堂上精心选择教学案例,利用知识的多重价值,实现知识传授、价值引领与创新能力培养的有机结合。通过课堂讲授孙思邈的时代背景、人生经历,以及主要学术著作,启发学生思考和体会孙思邈《大医精诚》中对心怀至诚、医道精微、言行诚谨的极高追求,是中华智慧和高尚情操在中医药方面的集中反映,是中医药文化的核心价值理念。课上布置小组讨论"医患关系"相关主题,并结合针灸推拿学专业特点,探讨进入临床后应该从哪些方面落实孙思邈《大医精诚》对医者的要求,理解是否具有崇高的医疗品德,对能否建立和谐的医生与患者间关系的重要意义。让学生深刻体悟孙思邈要求医生必须具备的仁心仁术、内省慎独,精益求诚等中医人文精神,以助于实现教育立德树人的根本任务。

三、教学效果

1. 教学目标达成度　本节课的教学目标合理明确,帮助学生了解孙思邈的生平、著作与学术贡献。同时将教学过程与方法、情感态度与价值观有机结合。通过对课程教学内容的重塑,在讲授书本知识的同时,也对学生的人生观、价值观进行正确引导,学生的课堂参与度以及学习兴趣大大提高,教学目标达成度较高。

2. 教师反思　本节课通过对孙思邈生平、著作与学术贡献的介绍,使得班级学生对个人素养的培养意识得到明显提高。通过不断重塑教学内容,精心选择既具有思政元素,又与生活应用以及社会热点相结合的教学案例,较好地实现了培养学生的个人素养、家国情怀和人文关怀等思政目标。

3. 学生反馈　课堂上通过学习和理解孙思邈的学术成就和《大医精诚》的内涵,深刻认识到孙思邈对生命至上的维护,对患者一视同仁的同理心,对医生做人谦逊谨慎的要求等。互动讨论提高了学生学习的主动性与积极性,增强了学生对孙思邈的针灸学说思想的理解与掌握,同时引导学生体会仁心仁术、内省慎独,精益求诚等中医人文精神。

(温　婧)

案例十　王焘　金针拨障采众长

一、案例

金针拨障术古称"金箆决目""开内障眼"，是通过针拨手术将白内障拨离瞳孔，以恢复视力的一种治疗方法。金针拨障术最早见于唐代王焘的《外台秘要》一书，《外台秘要》中所记载的眼科疾病，多汲取晋唐以来各家内容，其中包括谢道人所撰的《天竺经》。《外台秘要·天竺经论眼序》注文："陇上道人撰，俗姓谢，住齐州，于西国胡僧处授。"据考证，"胡僧"是印度僧人，故认为金针拨障术是印度的一种眼科手术，大约南北朝时随着佛教的传播而进入我国。金针拨障术传入我国之后，由于疗效确切而被我国医学接受，就技术的理论支持而言，金针拨障术在中印医学不同的理论影响之下，一直处于适应性调整状态，在盛唐以后，印度医学的影响已微乎其微。金针拨障术在传入中国后是作为针灸技术应用的，最先使用金针拨障术的南北朝针灸僧人开拓性地将其与传统医学中的针灸技术结合起来，其后本土医家利用系统的中医针灸理论体系来指导金针拨障术的应用。

《外台秘要》引《天竺经论眼》的内容形象地描绘出白内障患者的痛苦："忽然膜膜，不痛不痒，渐渐不明，久历年岁，遂致失明，令观容状，眼形不异，唯正当眼中央小珠子里，乃有其障，作青白色，虽不辨物，犹知明暗三光，知昼知夜，如此之者，名作脑流青盲眼。未患时，忽觉眼前时见飞蝇黑子，逐眼上下来去。此宜用金箆决，一针之后，豁若开云而见白日"，可见金针拨障术疗效显著。唐代多位著名诗人都曾在诗著中谈到金针拨障术，如杜甫的"金箆空刮眼，镜象未离铨"；白居易的"案上漫铺龙树论，盒中虚捻决明丸。人间方药应无益，争得金箆试刮看"；刘禹锡的"卷尽轻云月更明，金箆不用且闲行"等句。可见金针拨障术在唐代应用已十分广泛。中华人民共和国成立后，中医眼科的前辈们对此进行了挖掘整理，运用中西医结合的方法，成功地进行了白内障金针拨障术。1975年，中医眼科泰斗唐由之用改良后的金针拨障术给毛泽东主席做了白内障手术，并取得了成功。

二、教学设计与实施过程

本节课的主要内容是讲述王焘的学术贡献与学术影响，可采用混合式教学法。线上线下混合式教学法，可打破教学在时间和空间上的限制，将虚拟与现实相结合，有助于学生通过网络教学平台，利用自主时间进行拓展学习。教学模式由以教师为主导的"满堂灌"向以学生为中心转变，让教师"好讲少教"、学生"多学易学"，最终能有效解决教学的实际问题。课前先在线上发布学习资料和视频资料，布置预习作业并设置思考题，令学生在课前完成自学。课堂中解决学生在线上自学过程中发现的问题，引导学生进一步思考相关知识点，通过思政案例，让学生意识到从古至今，历代医家都在不断发掘和发扬精深的医学技术、理论或者疗法，广收博采，不断反思和创新。

三、教学效果

1.教学目标达成度　本节课的教学目标合理明确,帮助学生多维度了解王焘的学术思想与学术贡献,同时将教学过程与方法、情感态度与价值观有机结合。线上线下相互配合、相互辅助,学生充分利用课余时间,进行有目的的自主学习,可提高学习质量和学习效果,带着问题听课也使得学生的课堂专注度大大提高,教学目标达成度较高。

2.教师反思　混合式教学模式不仅可以提升学生的学习兴趣和自主学习能力,引导学生多读书、深思考、善提问、勤实践,还能增强师生互动、生生互动,进一步发现问题、解决问题。

3.学生反馈　通过课前线上预习和视频观看,了解到更多王焘和《外台秘要》的学说和贡献,增强了文化自信和科学精神,认识到学习针灸过程中,广收博采,无遗古今,不断反思和勇于创新的重要意义。

（温　婧）

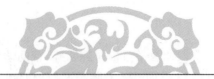

第二章　宋金元时期医家课程思政教学案例

　　宋金元时期是针灸学发展的重要时期。北宋时期宋太宗善艾灸、宋仁宗喜欢针灸，政府重视中医学，组织校勘出版针灸古籍、编纂针灸著作、铸造针灸铜人、开展针灸教育等，使得北宋针灸学术研究迅速发展。借助于当时活字印刷术的进步，更多医家及文人有机会学习、研究和掌握针灸技术。宋金元时期不仅有"金元四大家"学术争鸣，亦有各具特色的针灸学说和流派。其中，代表性医家分别有王惟一、窦材、王执中、席弘、刘完素、张元素、张从正、李杲、罗天益、朱震亨等。

　　王惟一创制铜人，编著《铜人腧穴针灸图经》，促进了腧穴理论的规范化、标准化，具有创新精神及严谨求实的科学精神，为针灸学的发展做出了不可磨灭的贡献。窦材善用灸法，主张"保扶阳气为本""壮阳消阴"，尤重脾肾之阳，认为"人以脾为母，以肾为根"；并将灸法用于预防保健，提出灸关元、气海、命关、中脘以保健摄生；富有创新精神。王执中发扬了唐代孙思邈针药并重的思想，重视痛点诊疗，他认为"按其穴酸疼即是受病处""须按其穴疼痛处灸之，方效"，其实践精神值得我们学习。席弘针派穴法手法并重，注重定穴、配穴，持针手法依据患者方位而变，席氏医学在第十代时由家传转变为师传，立足于优秀传统文化，代代传承不息。刘完素提出治中风之六经分证法，擅长"八关大刺"，善于用灸法"引邪外出"。刘完素所生活之地战乱频繁，饥荒连绵，他一心在民间行医，解决百姓病痛，富有实践精神和创新精神，逐步发展出独特的针灸学术思想。张元素师古不泥古，善于思考，勇于创新，在《内经》的基础上，结合自身认识与临证经验，创新提出脏腑辨证用药与药物归经理论，首创"引经报使"理论，完善并丰富了脏腑辨证理论体系。张从正继承《灵枢·九针十二原》"菀陈则除之"的思想，大胆创新，重视针刺放血在祛邪方面的应用，认为刺血除热攻邪最捷，形成了独特的泻络风格，其学而不泥的精神值得我们学习。李杲自幼钻研医学，连年战乱之时救百姓于疾苦，诊治大量脾胃病人，于针灸方面提出补脾胃元气以制阴火的观点。罗天益继承发展李杲的学术思想，在传承中发展创新，提出灸补脾胃治疗脾胃虚寒证的主方为中脘、气海、足三里，不仅体现出文化自信，更展现了他守正创新的精神。朱震亨博采众长，他曾拜于名医罗知悌门下，之后又研习刘完素、张从正、李杲等人的学说，形成了自己独特的学术主张和治病方法，他注重经络辨证，认为灸法有"泄引热下"等作用，体现出服务人民、心怀天下的精神。

一、教学目标

1. 知识目标　了解王惟一、窦材、王执中、席弘、刘完素、张元素、张从正、李杲、罗天益、朱震亨等宋金元时期医家的生平及著作,熟悉各位医家对针灸学发展做出的贡献,理解各位医家的学术思想,建立中医针灸思维。

2. 能力目标　熟练掌握王惟一、窦材、王执中、席弘、刘完素、张元素、张从正、李杲、罗天益、朱震亨等宋金元时期医家的临床操作技法及应用特点,做到理论与实践相结合,将书本中的知识灵活应用于临床实践。

3. 思政目标　树立正确的价值观,培养学生的政治认同、家国情怀、科学精神、中医传统思维,重视人文关怀、职业道德的提升,增强文化自信,建立学生的专业自豪感。

二、相关知识板块的思政元素分析

（一）政治认同（理想信念）

作为医者,不仅要有精湛的医术,更要有正确的政治认同,坚守理想信念。如本章所选医家罗天益对于李杲学说的传承和发展正是因为他坚定师道和医道的传播信仰,是坚定理想信念的体现,为我们留下了宝贵的精神财富。

（二）家国情怀（服务人民、重视亲情、心怀天下）

通过学习本章所选医家的生平事迹,了解张从正、李杲、朱震亨等医家服务人民、重视亲情、心怀天下的家国情怀,有利于学生树立正确的人生观、价值观,更好地服务社会,服务人民。

（三）科学精神（严谨求实、探索精神、创新精神、实践精神、批判精神）

针灸的发展与传承离不开科学精神,如王惟一、窦材、王执中、张从正、朱震亨等医家对待学术严谨求实的精神;王执中、李杲等医家的探索精神;王惟一、窦材、刘完素、张元素、张从正、朱震亨等医家的创新精神;王惟一、窦材、王执中、刘完素等医家的实践精神;以及张元素等坚持求真求实的批判精神等,通过了解本章所选医家的生平事迹,学习他们在针灸学发展过程中的科学精神,能够激发学生对科学精神的认同和追求。

（四）中医传统（针药并用、辨证论治）

针药并用和辨证论治是中医学独具的优势和特色,也是历代中医传承至今的优秀传统。如本章所选医家王执中主张针灸同治、针药同治、灸药同治,认为任何一方均不可偏废;刘完素、张元素、朱震亨等医家主张辨证施治,不拘于古方。通过学习本章所选各位医家的学术思想,有助于培养学生的中医临床思维。

（五）人文关怀（正确对待自己、正确对待困难、正确对待挫折）

大多数人的人生经历都不是一帆风顺的,如本章所选医家王执中仕途受阻,秉承"不为良相,便为良医"的信念,潜心医学,终成我国医学史上著名的针灸学家;医家罗天益求学时能够做到正确对待自己,得到李杲的倾囊相授;朱震亨正确对待挫折,立志学医并逐渐形成自己独特的学术主张。通过了解各位医家的故事,能够启发学生在未来的学习经历中做到正确对待自己、正确对待困难、正确对待挫折,不畏艰险,迎难而上。

（六）职业道德（奉献社会）

作为一名医者,不仅要有精湛的医术,更要有高尚的医德,如本章所选医家席弘,将家传秘方捐献给国家,体现了医者奉献社会的职业道德。通过对本章所选医家的学习,了解他们的人生经历,能够激励学生培养良好的职业道德,更好地奉献社会。

（七）文化自信（文化认同、传承精华、守正创新）

历代医家都具有强烈的文化认同感、坚定传承精华以及守正创新的精神,如王惟一创铸铜人开先河;窦材首创睡圣散用于麻醉;席弘扩大了席氏针灸的传播,使更多的百姓可以接受席氏针灸的治疗;张从正遵经旨不泥其法,大胆创新治疗疟疾;李杲、罗天益钻研古籍,著述颇丰等。通过学习本章所选医家的生平故事及其学术思想,有助于增强学生的文化自信。

案例一 王惟一 创铸铜人开先河,集著《铜人经》立规范

一、案例

王惟一,亦名王惟德,曾任翰林医官、朝散大夫、殿中省尚药奉御等职。史载其"素校禁方,尤工厉石""创铸铜人为式",是北宋时期一位杰出的针灸学家和医学教育家,为针灸学的发展做出了不可磨灭的开创性贡献,极大地推动了针灸学教育水平的提升。

创铸铜人开先河。北宋时期,政府非常重视针灸学科,但由于时代变迁,针灸医书流传过程中存在错讹、疏漏等问题,无法统一指导临床,亟待规范。北宋朝廷鉴于王惟一的高超水平,下旨令其设计铸造针灸铜人。王惟一设计铸造针灸铜人,从画图到实物制作,都亲力亲为,历尽艰辛,终以精铜铸就成两尊针灸铜人。铜人在外形上与真人比例保持一致,体内依照生理结构装置有五脏六腑,且可拼拆;表面经络循行与腧穴名称由镀金书写,精确刻有 354 个穴孔并装满水银,外封黄蜡,以防水银流出。腧穴可"以穴统证",即在铜人表面可查到所用之穴,而且能按穴查到所治之症。王惟一所设计铸造的铜人,思路巧妙、设计精巧、直观耐用,科学性、规范性、实用性俱佳,这种创新精神与实践精神,至今仍是我们学习的榜样。北宋铜人的铸造,对针灸学的发展,尤其是针灸教学方面,具有开创性的贡献。

集著《铜人经》立规范。宋仁宗天圣初年朝廷任命医官王惟一重新校勘整理针灸医籍。王惟一深入梳理了《内经》《难经》中的针灸学内容,广泛收集历代积累的针灸学知识,结合自己的临床实践,经过长达三年的校勘、考证、整理,于天圣四年,撰成《铜人腧穴针灸图经》,兼为针灸铜人注解。《铜人腧穴针灸图经》又名《新铸铜人针灸图经》,简称《铜人经》或《铜人》。《铜人经》较《针灸甲乙经》多五个腧穴:青灵、厥阴俞、膏肓俞、灵台、阳关;明确提出了任脉、督脉的循行路线及腧穴,与十二经并列,为"十四经说"之形成奠定了基础。此外,《铜人经》新增了骨度分寸以定穴,如正人"顶去额长四寸",伏人"髀

枢下至胭中长一尺四寸",横广阔"两肩相去事尺一寸";对中指同身寸法作出说明:"凡度周身孔穴远近分寸,以男左女右,取中指内纹为一寸,《素问》云同身寸是也"。《铜人经》还提供了校勘和理解《内经》经文的参考资料。如手太阴经、足太阴经、手少阳经主病分别增加了"卒遗矢无度""寒疟""颊痛"等。腧穴主治内容也增加良多,如上星穴添加了"痎疟振寒、热病汗不出、目睛痛、不能远视";风门穴增"若频刺泄诸阳热气,背永不发痈疽"等。

《铜人经》由宋朝政府颁布于世,成为宋以后腧穴归经、定位、主治等的规范,实质上已是当时经穴的国家标准,对后世乃至国际针灸学的发展与传播产生了重要而深远的影响。同时,为了弥补纸质印刷水平、规模、保存不易的局限,王惟一主持将《铜人经》三卷镌刻于石碑之上,长久保存,供后世针灸学习者览诵抚拓,对针灸经穴的规范、普及、流传有显而易见的划时代作用。

王惟一不但是一名水平高超的医家,还肩负重担,不辱使命,创铸铜人开先河,集著《铜人经》立规范,为针灸学的发展做出了不可磨灭的贡献,其创新性思维、严谨求实的实践精神,在科学大发展、中医药学守正创新的今天,尤其值得我们学习。

二、教学设计与实施过程

采用启发式教学法和互动式教学法。启发式教学法是根据教学目的、内容、学生的知识水平和知识规律,运用各种教学手段,采用启发、诱导的办法传授知识、培养能力,使学生积极主动地学习,以促进身心发展。

互动式教学是通过营造多边互动的教学环境,在教学双方平等交流探讨的过程中,达到不同观点碰撞交融,进而激发教学双方的主动性和探索性,达成提高教学效果的一种教学方式。课堂采用这两种教学方法相结合,以学生为主体,教师为主导,营造一种良好、平等的教学环境。在课堂开始后可先提问互动:腧穴如何定位?哪种学习形式最佳?古人又是如何传承的?引出本节要介绍的医家王惟一,继而介绍其生平,重点介绍其创铸铜人开先河,集著《铜人经》立规范,为针灸学发展所做出的贡献。组织课堂讨论,启发学生深入思考王惟一所做贡献的意义,教师引入习近平主席2017年赠送世界卫生组织针灸铜人雕塑作为国礼的案例,进一步激发学生主动探索的兴趣,根据学生的发言,给予正向反馈。最后,引导学生学习王惟一的创新性思维、严谨求实的实践精神,进一步增强学生对针灸学不断创新发展的深刻认识,鼓励学生发展创新性思维,培养学生对针灸学的自豪感和自信心。

三、教学效果

1. 教学目标达成度 本节课通过教学内容的讲授与课堂上启发式与互动式的教学,帮助学生了解王惟一的生平,熟悉王惟一的著作,并掌握其创铸铜人开先河,集著《铜人经》立规范对后世的影响;同时融入相应思政元素,培养学生的传承与创新精神,提高学生主动钻研能力;通过课堂讨论与提问的方式,实时掌握学生对知识的理解程度,引导学生深入思考,教学目标达成度较高。

2. 教师反思 本节课通过引导学生对王惟一的事迹及针灸学术贡献进行相关探讨,

发现互动式的教学能够提高学生的课堂参与度,特别是认真对学生的发言进行肯定,更能激发学生对课堂的热情,使学生掌握基本知识,树立正确的价值观,获得更好的发展,要做好这一点就需要提前对课堂探讨内容进行设计与构思,今后在教学时要注意所讲授内容是否能够引起学生的兴趣,同时应当注意要给予学生主动思考的时间与空间。

3. 学生反馈 课堂上通过王惟一的事迹学习,对医家有了更立体的理解,加强了学生与教学内容之间的联系,课堂互动提高了学生学习的主动性与积极性,增强了学生对王惟一针灸学贡献的理解与掌握,有利于培养创新性思维与严谨求实的实践精神,体会到了学习针灸学的自豪感和自信心。

(杜　旭)

案例二　窦材　灼艾扶阳,独树一帜

一、案例

　　窦材,北宋末年、南宋初期重要医家,真定(今河北省正定县)人。窦材"业医四世",家学深厚,后遇关中老医,学医三年,医术飞升。其自序曰:"余初学医……以为医之理尽矣。然调治小疾百发百中,临大病百无二三,每怅己术之不精也。后遇关中老医……余即从而师之,三年,师以法授我……由兹问世,百发百中。"在道家思想的影响下,窦材将所学与自己40余年所积经验,于南宋绍兴十六年著成综合性医书《扁鹊心书》。全书共分为3卷,上卷论述黄帝灸法、扁鹊灸法及窦材灸法,共10篇,包括灸法3篇;中卷载病64种;下卷载病53种,另有《周身各穴》1篇;卷末附有"神方"共94首,附有《金线重楼治证》《服金液丹各种引药》《神治诸般风气灵膏》《汗斑神效方》各1篇。《扁鹊心书》集中反映了窦材独特的学术思想,具有重要的临床参考价值。

　　窦材深受《内经》阴阳学说以及道家"阳精若壮千年寿,阴气如强必毙伤"的影响,认为扶阳乃治病养生的大法,提出"须识扶阳"的学术思想,主张"壮阳消阴""保扶阳气为本",尤重脾肾之阳,认为"人以脾为母,以肾为根"。窦材认为"扶阳"首选是灸法,遵循《铜人针灸图经》之法,"凡大病宜灸,脐下五百壮",强调灸法治大病。窦材施灸取穴少而精,且常灸百壮以上,《扁鹊心书》记载的全部腧穴仅二十余个,其中关元、命关的频次最多,书中记载"水肿膨胀、小便不通,气喘不卧……急灸命关二百壮,以救脾气,再灸关元三百壮",脾泄注下则"亦灸命关、关元各二百壮"。其认为关元穴可温补肾阳、培肾固本、补益精血,为人体一大强壮穴,窦材将"灸关元"用于平素保健,也用于临床危急重症,"若四肢厥冷,六脉微细者,其阳欲脱也,急灸关元三百壮";而命关"凡诸病困重,尚有一毫真气,灸此穴二三百壮,能保固不死"。此外,窦材特别注重灸、药结合,推崇灸法的同时也重视方药,所体现出的实事求是精神,谨慎、全面为患者负责的医德,值得我们学习。

　　值得一提的是,窦材观察到应用灸法常达百壮以上,必然会给患者带来痛楚,于是创新性地进行了实践,首创睡圣散(由山茄花与火麻花二味组成,山茄花即洋金花,为白曼陀罗的干燥花），亲身验其功效后，才为患者使用。患者在施灸前服用便能昏睡不知痛苦。睡圣散的创制，切实做到了为患者着想，充分体现了其"以救己之心，推以救人"的高尚医德、创新精神和实干精神。

二、教学设计与实施过程

采用启发式教学法和互动式教学法。启发式教学法是根据教学目的、内容、学生的知识水平和知识规律，运用各种教学手段，采用启发、诱导的办法传授知识、培养能力，使学生积极主动地学习，以促进身心发展。互动式教学是通过营造多边互动的教学环境，在教学双方平等交流探讨的过程中，达到不同观点碰撞交融，进而激发教学双方的主动性和探索性，达成提高教学效果的一种教学方式。课堂采用这两种教学方法相结合，以学生为主体，教师为主导，营造一种良好、平等的教学环境。

在课堂开始后先通过近些年来灸法兴盛的景象，引出本节要介绍的医家窦材，继而在介绍窦材生平时，引入案例，并着重探究窦材的学术成就，特别是独崇灸法、创制睡圣散等，组织课堂讨论，激发学生主动探索的兴趣。根据学生的发言，给予正向的反馈，引导学生学习窦材的针灸学术思想，熟悉窦材对灸法乃至针灸学做出的巨大贡献，进一步学习窦材专精一门、实事求是、创新实干的精神，拓展学生的思维，培养学生的情怀，增加学生的课堂体验感。

三、教学效果

1. 教学目标达成度　本节课通过教学内容的讲授与课堂上启发式与互动式的教学，帮助学生了解窦材的生平，熟悉窦材的著作，并了解其扶阳为本、灼艾第一等对后世的影响；同时及时融入相对应思政元素，培养学生的传承与创新精神，提高学生主动钻研能力；通过课堂讨论与提问的方式，实时掌握学生对知识的理解程度，引导学生深入思考，教学目标达成度较高。

2. 教师反思　本节课通过引导学生对窦材的事迹及学术思想进行相关探讨，发现互动式的教学能够提高学生的课堂参与度，特别是认真对学生的发言进行肯定性反馈，更能激发学生对课堂的热情，帮助学生掌握基本知识，树立正确的价值观，获得更好的发展，要做好这一点就需要提前对课堂探讨内容进行设计与构思，并在教学时要注意所讲授内容是否能够引起学生的兴趣，同时应当注意要给予学生主动思考的时间与空间。

3. 学生反馈　课堂上通过窦材的案例对医家有了更全面的理解，加强了对教学内容的印象，课堂互动提高了学习的主动性与积极性，增强了对窦材学术思想的理解与掌握，同时有助于树立正确的人生观与价值观。

（杜　旭）

案例三　王执中　重灸法针药同治，《资生经》守正创新

一、案例

王执中，字叔权，浙江人，南宋著名针灸学家。乾道五年进士，授从政郎，曾任将作丞等；淳熙三年，任衢州府江山知县；淳熙八年提举两浙东路常平茶盐公事，负责浙东地区的赈灾事宜；淳熙十年，王执中被朱熹弹劾，调峡州府（今湖北宜昌）任州学教授，此时王执中因体弱多病而对医学产生了浓厚的兴趣，潜心医学，摸索治疗己病，且不耻下问，虚心收集民间验方，兼收并蓄，最终结集《既效方》一部；后又调任澧州（今湖南常德）州学教授，结识当地名医，重视实践，针灸经验日丰，参照《针灸甲乙经》等经典编写成了《针灸资生经》7卷。

《针灸资生经》载穴365个，附腧穴图46幅，穴名及体表定位、取穴方法、针刺深浅、注意事项等，均有考证与详述。同时，本书也是因证配穴、内容翔实的临证针灸学专著，收录针灸病案60例、方药病案27例、各科病症195种。

王执中取穴注重反应点，善于实践。王执中取穴除根据骨度分寸与凹陷间隙外，特别注意探求患者机体上的反应点，认为"以手按之，病者快然"对增强疗效具有一定意义。王执中认为取穴的关键是"按其穴酸疼，即是受病处"，"须按其穴疼痛处灸之，方效"，亲身实践是其佐证。如在《针灸资生经》中所载"舍弟登山，为雨所搏，一夕气闷几不救……按其肺俞，云其疼如锥刺，以火针微刺之即愈。因此与人治哮喘，只缪肺俞，不缪他穴。惟按肺俞不酸痛者，然后点其他穴。"值得一提的是王执中自己临床实践所得的37个奇穴，也分别融于各篇之中。如："予旧有脚气疾，遇春则脚稍肿，夏中尤甚，至令渐消，偶夏间依《素问注》所说穴之所在以温针微刺之，翌日肿消，其神效有如此者"，充分体现了他实事求是的科学态度。

王执中主张针灸同治、针药同治、灸药同治。王执中推崇孙思邈的针药结合理论，认为一名良医要同时精通针灸和中药，任何一方均不可偏废。如："今人或但知针而不灸，灸而不针，或惟用药而不知针灸者，皆犯孙真人所戒也，而世所谓医者，则但知有药而已，针灸则未尝过而问焉。"《针灸资生经》中，关于针、灸、药结合应用有专篇论述，如："凡身重不得食，食无味，心下虚满，时时欲下，喜卧，皆针胃管、太仓，服建中汤及平胃丸。""有人久患反胃，予与镇灵丹服，更令服七气汤，遂立食，若加以灼艾，尤为佳也。"王执中在选方用药时遵循因证而施，会针对疾病的具体表现，最大限度发挥针、灸、药的优势，获得最佳的疗效。可以看出王执中思维全面、求实求真、善于总结，这非常值得我们借鉴。

王执中重视灸法，《针灸资生经》一书中所收集的灸法资料非常丰富，如灸痨法、四花穴灸、灸痔法、灸肠风、膏肓俞灸法、孙真人脚气八穴灸、良方咳逆灸、小儿雀目灸、神阙的防老灸以及外科痈疽的隔物灸等，书中记载的80多例医案，一半左右为灸疗。《针灸资生经》还对灸法的处方配穴、体位选择、艾炷大小、施灸顺序以及对于灸后护理如饮食调养、清洗灸疮、灸后促进灸疮化解等均有详述，对宋以前艾灸治疗进行了总结。此外，王

执中还通过实践,提出自己的观点。如在"溏泄"条下,以《铜人》的选穴三阴交、地机、太冲为主文,其后加按语曰:"予尝患痹疼,既愈而溏利者久之。因灸脐中,遂不登溷。连三日灸之,三夕不登溷。"因此认为"若灸溏泄,脐中第一,三阴交等穴,乃其次也。"王执中还认为寒证可灸,热证也不必忌灸。如《针灸资生经》所云:"热痛亦可灸,况冷疼乎?脑痛、脑旋、脑泻,先宜灸卤会","鲁直数患背疮,灼艾而愈,灸为第一法也",可以看出其勇于突破陈规,崇尚灸法。王执中还对某些针灸禁穴提出不同观点,反对行针避忌年、月、日、时、人神等,认为对前人的一些禁忌应该纠正,反映出他具有独立思考、勇于探索的学术精神。

王执中仕途受阻,秉承"不为良相,便为良医"的信念,潜心医学,勤于思考,重视实践,善于总结,终成我国医学史上著名的针灸学家,是一位兼修内、外、妇、儿诸科,精通针、灸、药三法,尤擅火针和灸法的医学家。《针灸资生经》是王执中医学成就的集中体现,总结了宋代以前的针灸学成就,是因证配穴、内容翔实的临证针灸学专著,在我国针灸学史上,乃至整个医学史上都占有重要地位。

二、教学设计与实施过程

采用启发式教学法和互动式教学法。启发式教学法是根据教学目的、内容、学生的知识水平和知识规律,运用各种教学手段,采用启发、诱导的办法传授知识、培养能力,使学生积极主动地学习,以促进身心发展。互动式教学是通过营造多边互动的教学环境,在教学双方平等交流探讨的过程中,达到不同观点碰撞交融,进而激发教学双方的主动性和探索性,达成提高教学效果的一种教学方式。

课堂采用这两种教学方法相结合,以学生为主体,教师为主导,营造一种良好、平等的教学环境。在课堂开始后先通过我国针灸学史上具有承前启后作用的重要医典《针灸资生经》,引出本节要介绍的医家王执中,继而在介绍王执中生平时,引入案例,突出王执中仕途受阻,"不为良相,便为良医"不屈不挠、自强不息的人生精神,并探究王执中的学术成就,组织课堂讨论,激发学生主动探索的兴趣,根据学生的发言,给予正向的反馈,引导学生学习王执中的针灸学术思想,熟悉其《针灸资生经》对后世针灸学发展起到的承前启后的重要作用和意义,进一步学习王执中勤于思考、重视实践、求真务实、善于总结的精神,拓展学生的思维,培养学生的情怀,增强学生的课堂体验感。

三、教学效果

1. 教学目标达成度 本节课通过教学内容的讲授与课堂上启发式与互动式的教学,帮助学生了解王执中的生平,熟悉王执中的著作,了解其针灸学方面的贡献对后世的影响;同时及时融入相对应思政元素,培养学生的传承与创新精神,提高学生主动钻研能力;通过课堂讨论与提问的方式,实时掌握学生对知识的理解程度,引导学生深入思考,教学目标达成度较高。

2. 教师反思 互动式教学能够提高学生的课堂参与度,特别是认真对学生的发言进行肯定,更能激发学生对课堂的热情,使学生掌握基本知识,树立正确的价值观,获得更好的发展,要做好这一点就需要提前对课堂内容进行设计与构思,今后在教学时要注意讲授的内容是否能够引起学生的兴趣,同时要给予学生主动思考的时间与空间。

3. 学生反馈 对王执中有了更立体的感受,加深了对教学内容的理解,课堂互动提高了学习的主动性与积极性,增强了对王执中的针灸学术思想的理解与掌握,同时有助于树立正确的人生观与价值观。

(杜　旭)

案例四　席弘　无私奉献,薪火相传

一、案例

席弘,或名宏,号梓桑君,后名横,宋代针灸家,江西临川席坊人。先世为明堂之官,至席弘,随宋高宗南渡,由北方迁居于江西临川席坊,其后代即以针灸相传,开创江西针灸学派。席氏针灸精妙,善治内、外、妇、儿、五官、骨伤等急重症,辨穴施针,捻转补泻,有立竿见影起死回生之效。席氏以针灸薪火相传,据《神应经》记载:席氏医学传至第十代席信卿时,医学传承不再拘于自家,由家传变为师传。席信卿不仅内传儿子并且外传于徒弟陈会。陈会又授徒 24 人,门下弟子涉及国内多地,刘瑾(江西南昌人),尽得陈会针灸医术,使席氏医学的针灸学术思想传承至清末仍生生不息,形成了门徒遍及全国的席弘针灸学派。这是我国历史上传承最久远、影响区域最广的针灸派系。

席弘针灸学派由家传转变为师传,扩大了席氏针灸的传播,使更多的百姓可以接受席氏针灸的治疗。席弘针灸学派的传承,立足于优秀传统文化,数千年传承不息、一代代薪火相传,体现了传承精华和文化自信。

席弘门徒根据席弘学术思想而补辑编写成针灸歌赋《席弘赋》,后世《神应经》《针灸聚英》《针灸大全》《针灸大成》《重楼玉钥》等皆传承了席弘的学术思想。《针灸大全》有言:"学者潜心宜熟读,席弘治病名最高。"《神应经》大量记述了颇具特色的针灸选穴配穴处方及补泻手法理论,表明了该学派穴法手法并重的观点。

二、教学设计与实施过程

本节课的主要内容是讲述席弘的生平和席弘针灸学派的学术思想,主要采用启发式教学法和讲授式教学法。

启发式教学法就是根据教学目的、内容、学生的知识水平和知识规律,运用各种教学手段,采用启发诱导办法传授知识、培养能力,使学生积极主动地学习,以促进身心发展。这种教学方法的优势是能够提高学习效果、学习积极性、自主学习能力,提高学生的教学满意度。在该教学方法中,学生为主体,教师为主导,通过讲述席弘针灸学派的一些经典故事,使学生对席氏家族奉献社会的职业道德以及席弘针灸学派传承精华和文化自信的表现有更直观、更深刻的理解。

讲授教学法又叫传授教学法,又有人把它叫做"讲授—接受"教学模式。它是指通过教师的系统讲解而使学生获得大量知识的教学模式。该模式是在传统的课堂教学模式的基础上演化而来,主要用于系统知识、技能的学习。它偏重于教师的活动,学生是一种比较被动的接受方式,其功能是能使学生在短时间内掌握大量知识。教师通过讲解席弘针灸学派穴法手法并重的学术思想,引导学生对席弘针灸学派行针审穴学说、补泻手法临床应用的系统学习和探讨,并形成自主探究学习的动力,此处可以引入《席弘赋》和《神应经》中的具体条文,使学生在发现问题的过程中运用知识解决实际问题。这种讲授方式更有系统性,且层次清晰、直观地讲授课程专业知识,使学生能系统、全面、比较准确地掌握席弘针灸学派学术思想。

三、教学效果

1. 教学目标达成度　本节课通过教学内容的讲授与课堂上启发式与讲授法的教学,帮助学生了解席弘的生平,熟悉席弘针灸学派的著作,并了解其针灸学说对后世的影响;同时及时融入相对应思政元素,培养学生奉献社会的职业道德以及席弘针灸学派传承精华,坚定文化自信的思想,使学生全面系统地掌握知识;通过课堂提问和讲授的方式,实时掌握学生对知识的理解程度,引导学生深入思考,教学目标达成度较高。

2. 教师反思　本节课通过引导学生对席弘针灸学派故事及针灸学术思想进行相关探讨,发现启发式的教学能够提高学生的课堂参与度,特别是认真对学生的反馈进行肯定,更能激发学生对课堂的热情,使学生积极主动的掌握基本知识,树立正确的价值观,获得更好的发展,要做好这一点就需要提前对课堂探讨内容进行设计与构思,今后在教学时要注意所讲授内容是否以及如何能够引起学生的兴趣,同时应当注意要给予学生主动思考的时间与空间。

3. 学生反馈　课堂上通过席弘针灸学派的故事对此针灸学派有了更系统的了解,提高了学习的主动性与积极性,增强了对席弘针灸学派针灸学术思想的理解与掌握,同时有助于树立奉献社会的职业道德以及对优秀传统文化的传承。

(罗　杰)

案例五　刘完素　实事求是,科学创新

一、案例

刘完素,字守真,自号通玄处士,金元四大家之一,据传刘完素家境贫寒,幼年迁居河北省河间县(今河间市),因此后人又称他为"刘河间"。刘完素自幼聪慧好学,博闻强记。于陈希夷先生处学习医术。刘完素25岁开始学习《内经》理论,直到60多岁日夜不辍。他一心在民间行医,解决百姓病痛,《心印绀珠经》中有记载,金章宗多次征聘刘完素入太医院,皆不应,感其气节,遂赐号"高尚先生"。刘完素生活于宋朝南迁、战争极为频繁的时代,所处的北方地区战乱频繁,饥荒连绵,多流行热性疾病。当时《太平惠民和剂

局方》影响很大,医家治病甚至直接按病症在《太平惠民和剂局方》中查找成方,不辨寒热虚实,用药多偏温燥,治疗往往无效。刘完素通过钻研以《内经》为指导的五运六气学说,对火热病证进行了深入的研究,提出"火热论"的观点,总结了热性病的治疗原则,提倡辛凉解表和泻热养阴的治法。刘完素的辨证论治思想,改变了当时医家守持《太平惠民和剂局方》治病的风气,回归了中医学传统的治疗体系,同时在不断的临床实践中,针药并用,首次提出"经接三法",体现出实践精神和创新精神,是科学精神的表现。

刘完素的著作有《素问玄机原病式》《素问病机气宜保命集》《黄帝素问宣明论方》等书。《素问病机气宜保命集》载述了刘完素的针灸理论与临床经验。刘完素在《保命集》中写到"凡疮疡可灸刺者,需分经络部分,血气多少,俞穴远近",根据经脉气血的多少,选穴治疗。在《保命集》中所记录的十余例针灸治疗的医案中,可以看到刘完素善用"五腧穴"治疗,不仅在用药上善用寒凉药物,在使用针灸治疗时也善于用针刺放血的方法来治疗实证和热证。刘完素独特的针灸学术思想,进一步发展了针灸理论及针灸临床经验。

二、教学设计与实施过程

本节课的主要内容是讲述刘完素的生平和他的学术思想,主要采用互动式教学法和引导式教学法。

互动式教学法是通过营造多边互动的教学环境,在教学双方平等交流探讨的过程中,达到不同观点碰撞交融,进而激发教学双方的主动性和探索性,达成提高教学效果的一种教学方式。在该教学方法中,学生为主体,教师为主导,在课堂上先通过《太平惠民和剂局方》在金元时期的影响,引出本节要介绍的医家刘完素,继而介绍刘完素生平,引入案例,并设置探究刘完素的学术成就、针灸学说内容,以及根据教材内容结合案例彰显了医家何种精神等问题,组织课堂讨论,激发学生主动探索的兴趣,根据学生的发言,给予正向的反馈,引导学生学习刘完素的针灸学术思想,了解刘完素对后世的中医学发展产生的深刻影响。进一步学习刘完素的实践精神和创新精神,以及这种科学精神的表现,从而拓展学生的思维,培养学生的情怀,增加学生的课堂体验感。

引导式教学法是指教师改变传统的"填鸭式"教学,实现以教师为主导、学生为主体的教学模式,运用恰当的教学手段激起学生的学习兴趣,培养学生自主学习和独立思考的习惯。本节教学中可组织课堂讨论,以学生为主体,通过讲解刘完素的生平及生活的特定环境,引导学生对刘完素五运六气学说和火热论学术思想的进一步学习和探讨,并形成自主探究学习的动力,此处可以引入《素问病机气宜保命集》中具体的医案,使学生在发现问题的过程中运用专业知识解决实际问题。

三、教学效果

1. 教学目标达成度　本节课通过教学内容的讲授与课堂上互动式与引导式的教学,帮助学生了解刘完素的生平,熟悉刘完素的著作,并了解其针灸学说对后世的影响;同时及时融入相对应思政元素,培养学生实践和创新这两种科学精神,提高学生自主学习能力;通过课堂讨论与提问的方式,实时掌握学生对知识的理解程度,引导学生深入思考,教学目标达成度较高。

2.教师反思　本节课通过引导学生对刘完素的故事及针灸学术思想进行相关探讨,发现互动式的教学能够提高学生的课堂参与度,特别是对学生的回答进行肯定,更能激发学生对课堂的热情,使学生积极主动的掌握基本知识,培养实践精神和创新精神,树立正确的价值观和人生观,获得更好的发展,要做好这一点就需要提前对课堂探讨内容进行有效设计,要注意所讲授内容的前后逻辑性,引起学生的兴趣。

3.学生反馈　课堂上通过刘完素的案例对医家有了更直观的理解,加深了对教学内容的认识,课堂互动提高了学习的主动性与积极性,增强了对刘完素的针灸学说思想的理解与掌握,帮助树立起正确人生观与价值观。

(罗　杰)

案例六　张元素　完善脏腑辨证,首创"引经报使"

一、案例

张元素,字洁古,河北易州人,易水学派创始人,金元时期一位重要的医学家。张元素自幼聪敏,8岁应"童子举",27岁试"经义"进士,因犯"庙讳"而落榜,遂弃仕从医。由于历史上朝代变更、战乱多发,其著作如宋濂所说"其书亦不传",出现了不少亡佚,现存有《医学启源》《脏腑标本寒热虚实用药式》及《洁古珍珠囊》等。张元素在《内经》及前人基础上,结合自身认识与临证经验,创新性地提出了脏腑辨证用药与药物归经理论,特别是首创"引经报使"理论,构建了脏腑辨证指导下完整的脏腑用药体系。任应秋认为"脏腑辨证"与"药性的认识与运用"是张元素对中医学的巨大贡献。张元素正是由此成为易水学派的开山祖师,对后世产生了极为深远的影响,如金元时期李杲、王好古、罗天益等,明代薛己、赵献可、李中梓、张介宾等均为其代表。

张元素师古不泥古,善于思考,勇于创新。在套用成方、不讲辨证论治的时代风气下,张元素提出"运气不齐,古今异轨,古方今病不相能也",强调要辨证施治。张元素关于脏腑辨证理论的发挥,集中在所著《医学启源》中,如"识其病之标本脏腑,寒热虚实,微甚缓急,而用其药之气味,随其证而制其方也"。在《内经》脏腑理论、《伤寒论》等启示下,结合自身多年的临床经验,从脏腑生理、病理、寒热虚实辨证、演变、预后及治疗等方面详细阐释了脏腑辨证,对每一脏腑(除心包络)均进行阐述,形成了完整的体系。张元素另一个重要的贡献是在中药学的理论认识和临床脏腑遣方用药方面,注重药物四气五味的厚薄,药物作用升降浮沉的区别,使中药学的理论与其临床效用紧密结合起来,推动了中药学理论的发展。可以说,张元素从理论上完善并丰富了脏腑辨证理论体系,延伸了脏腑辨证在中医学历史长河中的生命力,对中医学的发展做出了重要的贡献。张元素善于思考、勤于总结、勇于创新的科学精神,值得我们学习。

张元素受《内经》治疗和服药"适其至所"理论、经络学说及《伤寒论》中六经辨证启发,创立了分经论治、药物归经及引经报使理论。药物归经在其著作中明确表述为:各药条目下注明其所属经脉;同类药物的区别与所属经脉有关。如《洁古珍珠囊》载常用药物114 种,各药下分别有性味、阴阳属性、功能、所属经脉或有炮制方法、用药禁忌等。如同一类泻火药,黄连泻心火,黄芩泻肺火、又泻大肠火,白芍泻肝火,知母泻肾火,木通泻小肠火,石膏泻胃火;柴胡泻三焦火,必佐以黄芩,柴胡泻肝火,必佐以黄连,泻胆火亦同。即均为泻火药而药效不同,缘于它们的归经不同。而张元素首创的"引经报使"理论,可看作是中药归经理论的拓展与延伸,是归经理论在临床实践中的进一步体现。如《医学启源·主治心法》:"头痛须用川芎,如不愈,各加引经药""凡疟疾,以柴胡为君,随所发之时,所属之经,分用引经药佐之""凡眼暴发赤肿,以防风、黄芩为君,以泻火,和血为佐,黄连、当归是也,兼以各经药引之"。即引经药就是引他药入某经,张元素称为"的药",与现代所谓"靶向""导向"用药思想有相通之意,目的是使药物发挥更有针对性的治疗作用。如《医学启源·各经引用》中有"太阳经,羌活;在下者黄柏,小肠、膀胱也。少阳经,柴胡;在下者青皮,胆、三焦也。阳明经,升麻、白芷;在下者石膏,胃、大肠也。太阴经,白芍药,脾、肺也。少阴经,知母,心、肾也。厥阴经,青皮;在下者柴胡,肝、包络也。以上十二经之的药也"。张元素组方时,在寒热温凉、酸苦辛咸等药性基础上,脏腑辨证后,按中药的归经、脏腑归属,适当配合使用引经报使药,形成具有君、臣、佐、使完善结构的处方,使中医临床遣方用药水平大大提高。张元素分经论治、药物归经及引经报使的理论,迄今仍具有重要临床指导意义,对我国中医学发展做出了重要贡献,也是易水学派影响巨大的缘由。张元素这种锐意进取、勇于创新、精益求精、永不懈怠的精神值得我们学习。

二、教学设计与实施过程

采用启发式教学法和互动式教学法。启发式教学法是根据教学目的、内容、学生的知识水平和知识规律,运用各种教学手段,采用启发、诱导的办法传授知识、培养能力,使学生积极主动地学习,以促进身心发展。互动式教学法是通过营造多边互动的教学环境,在教学双方平等交流探讨的过程中,达到不同观点碰撞交融,进而激发教学双方的主动性和探索性,达成提高教学效果的一种教学方式。课堂采用这两种教学方法相结合,以学生为主体,教师为主导,营造一种良好、平等的教学环境。

在课堂开始后先通过辨证论治的课堂讨论,引出本节要介绍的医家张元素,继而介绍张元素生平,引入案例,激发学生主动探索的兴趣,根据学生的发言,给予正向的反馈,引导学生学习张元素的针灸学术思想,了解张元素对辨证论治、药物归经等方面做出的巨大贡献,进一步学习张元素善于思考、勤于总结、勇于创新、精益求精、永不懈怠的科学精神,拓展学生的思维,培养学生的情怀,增加学生的课堂体验感。

三、教学效果

1. 教学目标达成度　本节课通过教学内容的讲授与课堂上启发式与互动式的教学,帮助学生了解张元素的生平,熟悉张元素的著作,并了解其学术思想对后世的影响;同时及时融入相对应思政元素,培养学生的传承与创新精神,提高学生主动探索、研究能力;通过课堂讨论与提问的方式,实时掌握学生对知识的理解程度,引导学生深入思考,教学目标达成度较高。

2.教师反思 本节课通过引导学生对张元素的事迹及针灸学术思想进行相关探讨,发现互动式的教学能够提高学生的课堂参与度,激发学生对课堂的热情,使学生掌握基本知识,树立正确的价值观,获得更好的发展。

3.学生反馈 课堂上通过对张元素脏腑辨证、遣方用药等重大贡献及其科学精神的学习,加强与教学内容之间的联系,有助于对医家有更深刻的理解,课堂互动提高了学习的主动性与积极性,增强了对张元素针灸思想的理解与掌握,同时有助于树立正确的人生观与价值观。

(杜 旭)

案例七 张从正 守正创新著新说

一、案例

张从正,金代著名医学家,字子和,号戴人,睢州考城人。十余岁时承庭训,跟随父亲学医,博览医书,深究医理,勤奋自坜,弱冠成器,于金宣宗兴定年间被召补为太医,但非其所愿,不久便辞归故里。《归潜志》云:"后召入太医院,旋告去。"退而从麻知几、常仲明辈,相共讲明奥义,辨析至理,集素日临床治验,著书传世,辑成《儒门事亲》15卷,其内容广泛,论述精辟,见解独特,除记载药物治病外,尚有针灸、砭射、熏洗、熨烙、按摩、导引、气功等治疗方法,尤擅长于刺络泻血法,突出体现了他"攻破""祛邪"思想的运用。

宋元时期的学术思想十分活跃,当时医界习尚温补,张从正补偏救弊,提出"夫病之一物,非人身素有之也。或自外而入,或由内而生,皆邪气也。邪气加诸身,速攻之可也,速去之可也,揽而留之何也?"力主祛邪扶正,倡导"邪去正安",他在临床上擅长用汗、吐、下三法,重视针刺泻血。张从正认为汗、吐、下法的内容很广泛,"引涎、漉涎、嚏气、追泪,凡上行者,皆吐法也;灸、蒸、熏、渫、洗、熨、烙、针刺、砭射、导引、按摩,凡解表者,皆汗法也;催生、下乳、磨积、逐水、破经、泄气,凡下行者,皆下法也。"张从正十分重视针灸在祛邪中的作用,《儒门事亲》所载医案中有28例与针灸有关,他指出"岂知针之理,即所谓药之理。"张从正常用刺络泻血治疗疑难危症而取效,"出血之与发汗,名虽异而实同",认为泻血除热,攻邪最捷。

张从正继承了《灵枢·九针十二原》"菀陈则除之"的思想,吸取了历代医家泻血祛邪的经验,如唐代秦鸣鹤为高宗刺百会、脑户出血治风毒上攻、头目昏眩,刘河间主张寒凉清火,创"八关大刺"放血泄热等,大胆使用刺络泻血治疗疾病。张从正曾患目赤病,"或肿或翳,作无止时……羞明隐涩,肿痛不已。眼科姜仲安云:宜上星至百会,速以𬭼针刺四五十刺,攒竹穴、丝竹空穴上兼眉际一十刺,及鼻两孔内,以草茎弹之出血……来日愈大半,三日平复如故",这是他的亲身体验,张氏对刺血深有体会,用刺血治疗实热目疾每每取效,他说:"学医半世,尚缺此法,不学可乎?"在临床实践中,张从正用泻血法祛除热邪,运用𬭼针多、放血部位多、出血量多,形成了他独特的泻络风格。

同时,张从正遵经旨不泥其法,大胆创新,如《内经》治疟疾要求"先其发时如食顷而刺之",张从正据此加以创新,《儒门事亲·疟非脾寒及鬼神辨》记载:"会陈下有病疟二年不愈者……正当发时,余刺其十指出血,血止而寒热立止。"因为此时的病情是由于前医拘于疟疾即脾寒的观点,施用大剂温热药的结果,张氏认为内热猖盛,不去内热则不能制疟,故选在发作时施术,足见其学而不泥、创新有据的科学精神。

二、教学设计与实施过程

金元时期,在中国医学史上出现了盛极一时的各家争鸣局面,他们在针灸方面也多有建树。其中,金元四大家的学术争鸣促进了针灸学术的发展。本节主要内容讲述金元四大家之一张从正的生平及学术思想,采用 TBL 教学法和互动式教学法。TBL 教学法是以杜威的实用主义作为教育理论基础的教学模式,强调以学生为中心,认为学生是知识的主体,是知识意义的主动建构者,就如《论语·述而》曰:"不愤不启,不悱不发"。TBL教学法主张学生自己体验和探索。授课教师在上课前仔细研究医家张从正,并以班级小组为单位布置任务:"收集张从正的生平事迹,包括学术观点及诊疗医案等"。

互动式教学是通过营造多边互动的教学环境,在教学双方平等交流探讨的过程中,达到不同观点碰撞交融,进而激发教学双方的主动性和探索性,达成提高教学效果的一种教学方式。课堂采用这两种教学方法相结合,以学生为主体,教师为主导,营造一种良好、平等的教学环境。在 TBL 教学法的前提下,在课堂上以小组讨论的方式教学,提高每位学生的参与度。利用每个小组的资料分享,引出本节要介绍的医家张从正的生平、学术成就及学术思想。同时,根据教材内容结合案例,组织课堂讨论,激发学生主动探索的兴趣,根据学生的发言,给予正向的反馈,引导学生学习张从正的针灸学术思想,了解张从正"专事临床,著书立说"做出的巨大贡献,进一步学习张从正心怀天下、守正创新的精神,拓展学生的思维,培养学生的医学情怀,增强学生的课堂体验感。

三、教学效果

1. 教学目标达成度 本节课通过 TBL 的教学法与互动式的教学,帮助学生了解张从正的生平,熟悉张从正的著作与学术思想,进一步了解张氏的针灸学术思想对后世的影响;通过融入相对应的思政元素,提高学生主动学习的能力,培养学生守正创新的精神;通过课堂分享、讨论与提问的方式,实时掌握学生对知识的理解与掌握程度,引导学生深入思考,教学目标达成度较高。

2. 教师反思 本节课通过学生对张从正的生平及学术思想资料的收集、分享与探讨,发现 TBL 教学可以调动学生主动学习的积极性,而互动式的教学能够提高学生的课堂参与度。特别是学生对搜集到的资料进行汇总并进行发言讨论,更能激发学生对学习的热情,从而使学生在掌握基本知识的同时,树立正确的中医价值观与认同感。为了取得更好的课堂教学效果,授课教师在课前需要对本节课的内容进行详细的设计与构思,引导学生如何快速有效或分层次去查阅张从正的相关资料从而引发学生的兴趣,也应当注意如何提升学生主动思考及汇总问题的能力。

3. 学生反馈 通过对张从正生平和学术思想相关资料的收集,有助于对该医家及其学术思想建立基本的认识与理解,加强了自身与教学内容之间的联系,而课堂互动提高了学习的主动性与积极性,促进了自身对张从正的生平及针灸学术思想的理解与掌握,有助于树立正确的医学价值观。

（孙　嫘）

案例八 李杲 乱世行医泽后世

一、案例

李杲,字明之,晚年自号东垣老人,金代真定人,金元四大家之一,创立脾胃学说。李杲自幼酷爱医学,曾拜张元素为师,深得张元素学说的影响,对《内经》《难经》等医籍进行了认真的学习,师古而不泥古,著有《脾胃论》、《内外伤辨惑论》、《兰室秘藏》、《脉诀指掌病式图说》、《活法机要》、《医学发明》、《伤寒治法举要》(散佚)、《伤寒会要》(散佚)、《万愈方》(散佚)等。

由于当时连年战乱,人民饥饱失常,寒温不适,劳役过度,忧思恐惧,脾胃病居多,李杲在大量诊治脾胃病的基础上,提出"人以脾胃中元气为本"的观点,指出脾胃病的病机是"阳气下陷,阴火上乘",创立了"补脾胃、升阳气、泻阴火"及"甘温除大热"的治疗方法,成为补土派的鼻祖。李杲对针灸也颇有研究,《针灸聚英》《针灸大成》将其针灸经验称之为"东垣针法"。

李杲在《内经》刺络放血思想的基础上,提出"泻其血络"说,运用于临床有所突破。《兰室秘藏·满腹胀论》中曰:"经云中满者泻之于内者是也……是先泻其血络,后调其真经,气血平,阳布神清,此治之正也。"李杲的"先泻其血络"有助于泄除中满,令气血平和。《医学发明·膈咽不通并四时换气用药法》曰:"针经云清浊相干乱于胸中,是为大悗……圣人治此有要法,阳气不足,阴气有余,先补其阳,后泻其阴。是先令阳气升发在阳分,而后泻阴也。春夏之月,阳气在经,当益其经脉,去其血络",说明"去其血络"有泻浊阴之作用。

李杲刺络放血不仅用于治疗实证、热证,还可应用于某些虚证。如《脾胃论》中记载治"脾胃虚弱,感湿成痿",选足三里、气冲穴处用三棱针点刺出血,若不愈可继续在胃经的上廉穴点刺出血。另外,《兰室秘藏·衄血吐血门》记载"治吐血久不愈,以三棱针于气街出血立愈","更服麦门冬饮子"。从其所用药物来看,均具有益气补血养阴之功,显然此处吐血也属虚证。

李杲亦主张用背俞治外感,用腹募治内伤。《脾胃论·阴病治阳阳病治阴》提出:"治风寒之邪,治其各脏之俞","六淫客邪有余之病,皆泻在背之腑俞。"外感取背俞为"从阳引阴"法,而"风寒之邪""六淫客邪"所致的病证是"阴病在阳",并解释说"夫阴病在阳者,是天外风寒之邪乘中而外入,在人之背上腑俞、脏俞",治疗用穴是"六淫湿、暑、燥、火,皆五脏所受,乃筋、骨、血、脉受邪,各有背上五脏俞以除之……中暑者,治在背上小肠俞;中湿者,治在胃俞;中燥者,治在大肠俞。"腹募治内伤为"从阴引阳"法,因"五脏不平,乃六腑元气闭塞之所生也……五脏不和,九窍不通,皆阳气不足,阴气有余,故曰阳不胜其阴。凡治腹之募,皆为元气不足,从阴引阳勿误也"。在治疗用穴上,《脾胃论·胃气下溜五脏气皆乱其为病互相出见论》说:"因足太阴虚者,于募穴中导引之于血中……胃虚而致太阴无所禀者,于足阳明胃之募穴中引导之。"李氏把《素问·阴阳应象大论》"阴病治阳,阳病治阴"的治疗原则与俞募穴的治疗作用相结合是其俞募配穴法的理论依据,体现出守正创新的科学探索精神。

二、教学设计与实施过程

李杲的理论体现了他对《内经》研究的成果,其学说来源于实践,具有重要的临床意义,后世传其学者不仅有门人王好古、罗天益,明代以后私淑者更多,如薛立斋、张景岳、李中梓、叶天士等人都宗其说,说明李杲的学术思想影响深远。本节课的主要内容是讲述李杲的生平和学术思想,主要采用 OBE 教学法和启发式教学法。

OBE 教学法,又称为成果导向教育、能力导向教育、目标导向教育或需求导向教育。OBE 教学法是一种以成果为目标导向,以学生为本,采用逆向思维的方式进行的课程体系的建设理念,是一种先进的教学法。其强调学生的学习成果必须与教学目标相一致,也就是要求学生掌握李杲生平与学术观点,重点掌握李杲的"针灸学术思想",有助于学生更好地理解和掌握本节课的重点内容,激发学生学习态度和行为,以实现预期的学习成果。

启发式教学法就是根据教学目的、内容、学生的知识水平和知识规律,运用各种教学手段,采用启发引导方式传授知识、培养能力,使学生积极主动地学习,以促进身心发展。这种教学方法的优势是能够提高学习效果、学习积极性、自主学习能力,提高学生的教学满意度。在该教学方法中,学生为主体,教师为主导,通过讲述李杲的生平中一些经典案例故事,以及在何种历史条件下促使李杲学术思想的产生,使学生对李杲重视亲情、心怀天下的家国情怀,以及在当时历史背景下对不断探索,治病救人的医者仁心精神有更直观、更深刻的理解。

三、教学效果

1. 教学目标达成度　本节课的教学目标集科学性、合理性、明确性于一体,帮助学生了解李杲的生平和学术观点,重点掌握李杲的"针灸学术思想"。同时将教学过程与方法、情感态度与价值观、知识与技能三者的落实融合在一起,具有整体性。将本节课的理论学习与思政元素有机融合,充分发挥思政教育功能,帮助学生树立亲情观念及家国情怀,增强文化自信;同时通过课堂提问、课堂讨论、课后作业等方式,评估学生对本节课的教学反应和所学知识的理解掌握程度,教学目标达成度较高。

2. 教师反思　本节课在把握基本教学内容的基础上,以目标为导向,以学生为中心,着重讲解李杲的生平及学术思想,通过对李杲的历史生活背景和临床实践相关性的思考,将专业知识与思政元素进行有机融合,引导学生要会"自己学"、会"做中学"、会"思中学",树立正确的价值观、人生观,培养学生的医者仁心精神、求实创新精神和文化自信。

3.学生反馈　新的教学方法打破了以往传统的教学模式,提高了课堂参与度,加强了与老师之间的课堂沟通,也充分发挥了自身的主观能动性。通过本节课的学习,对李杲的生平和学术思想有了进一步的了解,同时加强了对历史医学人物的认识,在掌握专业基础知识的同时,有利于人生观、价值观的培养。

（孙　嫘）

案例九　罗天益　传承精华,守正创新

一、案例

罗天益,元代著名医学家,字谦甫,号容斋,真定路藁城人。

罗天益幼年时秉承父亲教诲,志在学而入仕,然青年时期正值乱世,遂潜心医学。在李杲友人周都运的推荐下,拜李杲为师,在其门下苦学十年,尽得李杲之术。李杲年老还乡后,想收一弟子传承其医术,却难以找到合适的人。在好友周德甫的推荐下,李杲见到了罗天益,问的第一句话就是:“你是想来学成挣钱的医生呢? 还是想学成传播医道的医生呢?”罗天益立刻回答:“亦传道耳。”诚然,罗天益当时已然成家,拖家带口的,如果说不赚钱仅仅是为了传道,那根本不符合自己的淳朴性格,所以说了个“亦传道”,说明养家糊口还是要的,但对学问的传承传播,也是少不了。正是这种诚实的回答,让李东垣信任罗天益,对其倾囊相授。在李东垣的精心教导下,罗天益也成了元代德艺双馨、重情重义的杰出医家,李东垣去世后,罗天益对待师母也如嫡亲一般供养十余年。

我们能看到《兰室秘藏》《脾胃论》《医学发明》这些李杲的代表性著作,得益于罗天益整理刊行,罗天益所著《卫生宝鉴》一书,多承袭发挥李杲学术思想。罗天益对于李杲学说的传承和发展正是因为他坚定师道和医道的传播信仰,是坚定理想信念的体现;在传承中有发展有创新,艾灸、汤药的组合应用恰恰体现了他传承精华、守正创新的精神,也是坚定文化自信的表现。

罗天益一生的学术成就主要有两点:一是继承并完善了李杲的脾胃学说,二是创立了三焦寒热辨治理论。罗天益深入探讨了脾胃的生理功能,进一步细分了李杲的脾胃内伤学说,将脾胃所伤的病机进行更详细的解读,在脾胃病的治疗中,主张温补之剂温中益脾,健脾兼以消滞,重视顾护脾胃,慎用苦寒之药;用灸法温补脾胃,提出针刺放血泄邪说,用针法治疗阳热病证。在脏腑辨证的启示下,阐发了三焦寒热辨证的辨治理论,对后世研究三焦病机,有着重要的启发意义。艾灸和汤药的组合应用是罗天益的治病特色,在罗天益的医案中有多处记载,艾灸温阳外治和温补药物内服相结合综合调治,能有效地提高临床疗效。

二、教学设计与实施过程

本节课的主要内容是讲述罗天益的生平和他的学术思想,主要采用启发式教学法和

任务型教学方法。

启发式教学法就是根据教学目的、内容、学生的知识水平和知识规律,运用各种教学手段,采用启发诱导办法传授知识、培养能力,使学生积极主动地学习,以促进身心发展。这种教学方法的优势是能够提高学习效果、学习积极性、自主学习能力,提高学生的教学满意度。在该教学方法中,学生为主体,教师为主导,通过讲述罗天益生平的一些经典故事,使学生对传承精华、守正创新的精神及坚定文化自信有更鲜活、更直观、更深刻地理解。

任务型教学是指教师通过引导学生在课堂上完成任务来进行的教学,比如在课堂上以小组讨论的方式教学,能有效提高学生的参与度;促进学生主动学习,积极参与团队合作。通过讲解罗天益的生平引导学生分组对在特定环境下罗天益灸法温补脾胃、针刺放血泻邪学术思想及其形成进一步学习和探讨,激发探究学习的动力,此处可以引入《卫生宝鉴》中具体的病例,使学生在小组任务中积极参与交流,启发各自想象力和创造性思维,有利于发挥学生的主体性作用。这种讲授方式更具有启发性,且能够在小组活动中学习课程专业知识,培养思考、沟通能力,有利于学生的全面发展,激活学生的自主学习能力,提升学生对课堂知识内容的兴趣,使课堂更生动、活泼。

三、教学效果

1. 教学目标达成度　本节课通过教学内容的讲授与课堂上启发式与任务型的教学,帮助学生了解罗天益的生平,熟悉罗天益的著作,并了解其针灸学说对后世的影响;同时及时融入相对应思政元素,培养学生传承精华、守正创新的精神,坚定文化自信,提高学生自主学习能力;通过课堂提问和分组讨论的方式,实时掌握学生对知识的理解程度,引导学生深入思考,教学目标达成度较高。

2. 教师反思　本节课通过引导学生对罗天益的案例故事及针灸学术思想进行相关探讨,发现任务型的教学能够提高学生的课堂参与度,特别是认真对学生的讨论结果进行正向反馈,更能激发学生对完成课堂任务的热情,使学生积极主动地寻找、交流、掌握课堂知识,在医家传承精华、守正创新的精神影响下,树立正确的价值观,获得更好的发展。在备课时需要对课堂探讨内容进行设计与构思,提前设置合适的任务和学生分组,在教学时要注意对所讲授内容设立合适的讨论问题和内容目标,以便引起学生的兴趣,同时应当注意要给予学生沟通交流的时间与反馈。

3. 学生反馈　课堂上通过罗天益的案例故事对医家有了更生动立体的认识,加强了对教学内容的把握,课堂讨论提高了学习的主动性与积极性,不仅增强了对罗天益针灸学说思想的理解与掌握,同时也树立起传承精华、守正创新的精神,坚定了文化自信。

（罗　杰）

案例十　朱震亨　服务百姓,严谨求实

一、案例

朱震亨,字彦修,婺州义乌人,元代著名医学家,金元四大家之一。世居丹溪,故又称"丹溪翁""丹溪先生"。

朱氏宗族在丹溪一地是有名望的家族,世代入仕为官,然至朱震亨出生时,家道已经中落。朱震亨自幼聪慧过人,刻苦攻读经史子集,立志通过乡试走向仕途。但心中侠气使然,并未始终一贯,包银之令(元代对汉民按户课征的赋税)下达时,广大百姓虽满腹怨气,却敢怒不敢言,朱震亨向当地郡守为民请愿,从而减轻百姓的负担。朱震亨还积极组织大家一起兴修水利,为民谋福。在朱震亨三十六岁时,师从许谦,研习理学。在许谦的劝导下,以及感伤自己的家人因庸医误治去世,遂转而向医。在立志学医前,朱震亨曾自学《素问》治好了自己母亲的疾病,踏上学医之路后,朱震亨再次钻研《素问》,早晚研读,将其中通晓之处了然于胸,又不过多的在疑惑处浪费时间。因其乡里没有精通医理之人为师,遂出游访师,拜于名医罗知悌门下。学成归乡之后继续研究刘完素、张从正、李杲等人的学说,取其精华,形成了自己独特的学术主张和治病方法。当时,众医家皆人云亦云,守持《太平惠民和剂局方》,"据证检方,即方用药",官府、医家、患者、百姓皆以之为法度。朱震亨则认为"操古方以治今病,其势不能以尽合",主张辨证施治,不拘于《局方》。当时医家闻此都很惊讶并且嘲笑朱震亨,排斥他的说法。朱震亨不为所动,坚持自己的主张,先是治好了自己老师许谦的沉疴,在治疗其他疾病的过程中,往往也是着手成春,数年之间名扬四方。

在当时的社会背景下,一方面朱震亨为减轻百姓负担挺身而出,为民请愿,对抗横征暴敛,又团结百姓,兴修水利,为民谋福,体现了他服务人民、心怀天下的精神;另一方面,朱震亨博采众长,不受当时的大环境所影响,主张保存阴精,勿动相火,多用滋阴降火法来治病,提出"合生见证"说,根据自己的临床经验,提出艾灸可以补火泻火,体现了其严谨求实的医学态度,是科学精神的表现。

朱震亨及其门人著有《格致余论》《局方发挥》《金匮钩玄》《本草衍义补遗》《脉因证治》《丹溪心法》《丹溪手镜》《丹溪治法心要》等。在《丹溪心法》《丹溪手镜》中均载有针灸学的内容。如《丹溪手镜·周身经穴》将经穴分布的位置,简明扼要地表达出来,便于记忆。在《丹溪心法》中,补充了十二经脉病候,提出"合生见证"说,他认为针刺泻而无补,故在其医案中有多个刺络放血的记载,他认为艾灸可以补火泻火,艾炳至肉则补火,泻火则不至肉。在针灸理论与临床上有颇深的造诣。完善了经络诊断学内容,为指导临床辨证分经治疗提供了依据,皆是严谨求实、勇于创新的科学精神体现。

二、教学设计与实施过程

本节课的主要内容旨在讲述朱震亨的生平和他的学术思想,主要采用启发式教学法

和引导式教学法。

1. 启发式教学法　就是根据教学目的、内容、学生的知识水平和知识规律,运用各种教学手段,采用启发诱导办法传授知识、培养能力,使学生积极主动地学习,以促进身心发展。这种教学方法的优势是能够提高学习效果、学习积极性、自主学习能力,提高学生的教学满意度。在该教学方法中,学生为主体,教师为主导,通过讲述朱震亨生平的一些经典故事,使学生对朱震亨服务人民、心怀天下的家国情怀和严谨求实的科学精神有更直观、更深刻的理解。

2. 引导式教学法　是指教师改变传统的"填鸭式"教学,实现以教师为主导、学生为主体的教学模式,运用恰当的教学手段激起学生的学习兴趣,培养学生自主学习和独立思考的习惯。比如组织课堂讨论,以学生为主体,通过讲解朱震亨的生平,在特定的环境下,引导学生对朱震亨"阳常有余,阴常不足"学术思想的进一步学习和探讨,并形成自主探究学习的动力,此处可以引入《丹溪心法》中具体的条文,使学生在发现问题的过程中体验运用知识解决实际问题的成就感和愉悦感。这种讲授方式更具有引导性,且能够层层递进、由浅入深地使学生掌握课程专业知识,使课堂学习更加生动有趣,激发了学生的自主学习能力。

三、教学效果

1. 教学目标达成度　本节课通过教学内容的讲授与课堂上启发式与引导式的教学,帮助学生了解朱震亨的生平,熟悉朱震亨的著作并了解其针灸学说对后世的影响;同时恰当融入相对应思政元素,培养学生服务人民的家国情怀与严谨求实的科学精神,提高学生自主学习能力;通过课堂讨论与提问的方式,实时掌握学生对本节课内容的理解程度,引导学生深入思考,教学目标达成度较高。

2. 教师反思　本节课通过引导学生对朱震亨的案例故事及针灸学术思想进行相关探讨,发现引导式的教学能够提高学生的课堂参与度,特别是对学生的发现进行正向反馈,更能激发学生对课堂的热情,使学生积极主动地掌握基本知识,树立正确的价值观。要做好引导学生参与课堂这一点,关键在于提前对课堂探讨内容进行设计与构思,针对课程内容设置由易到难问题层次。教学时要注意所讲授内容是否以及如何能够引起学生的兴趣,同时应当注意课堂时间的把握,在每个问题上留有一定的提示空间,引导学生思考。

3. 学生反馈　课堂上通过朱震亨的案例故事对医家有了更全面地认识,能够更容易对课堂讲授内容产生兴趣,课堂互动提高了学习的主动性与积极性,增强了对朱震亨的针灸学说思想的理解与掌握,初步树立起正确的人生观与价值观,认识到需培养自己服务人民的家国情怀与严谨求实的科学精神。

（罗　杰）

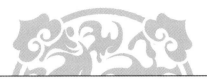

第三章 明代医家课程思政教学案例

明代医学的发展,不论是理论、观点、方法,还是技术等都对针灸学发展有较大影响。医家能人辈出,如刘纯、方贤、汪机、高武、薛己、李梴、杨继洲、吴崑、陈实功、张介宾、龚居中、龚廷贤、凌云等。

刘纯对针法的临床实用性进行研究,总结并开创了一些简明实用的手法,可操作性强,体现了其探索、创新的科学精神。方贤开创了奇穴集类之肇始,确立了奇穴的学术地位。汪机体恤后辈学医的不易,编写《医学原理》《医读》等医书,内容系统全面、文字浅显易懂、医理阐释明了,利于后辈学习。高武借鉴前人医理,阐发个人见解,注重临床实践,其"创新实践"精神对后世学者具有重要的指导意义。薛己重视温养补虚,反对滥用寒凉,对金元以来盛行的寒凉克伐流弊起到一定纠偏作用,反映其敢于批判的精神。李梴感念初学者苦无门径可寻,著成《医学入门》,体现了他心怀天下,为天下人培养良医的情怀。杨继洲编著的《针灸大成》是继《针灸甲乙经》之后,对针灸学的又一次重要总结,其精勤不倦、孜孜求学的精神值得每位业医者学习。吴崑用一生的学习和临证经历,让我们通晓针灸方药既有徒传又得立言的意义价值。陈实功倡导医家"五戒""十要",并编入《外科正宗》,其服务群众,奉献社会的精神,同时也是高尚职业道德的表现。张介宾著书立说,对《素问》《灵枢》深入研究,将《内经》分门别类,详加阐释,历时30载著成《类经》,其终身学习、不断精进的精神值得医者学习。龚居中提出"痰火灸法""却病要诀"及"静坐功夫"等预防保健方法,体现出未病先防的思想。龚廷贤在疫病流行期间,不拘泥古法,凭自己的经验,开出药方,医好很多垂危病人,体现其务实精神、批判精神和创新精神。凌云针术高超,对针灸学理论与实践进行了继承与创新,推动了明代针灸学的发展。

一、教学目标

1. 知识目标　了解刘纯、方贤、汪机、高武、薛己、李梴、杨继洲、吴崑、陈实功、张介宾、龚居中、龚廷贤、凌云等明代医家的事迹,理解各位医家的学术思想,充分掌握其相关成就,能够熟练阐述各位医家为针灸学术发展做出的贡献,形成中医针灸思维,传承医家针灸学术思想。

2. 能力目标　充分理解刘纯、方贤、汪机、高武、薛己、李梴、杨继洲、吴崑、陈实功、张介宾、龚居中、龚廷贤、凌云等明代医家的核心学术思想,熟练掌握其关键技法,灵活运用相应的操作方法以解决临床实际问题。

3. 思政目标　树立正确的价值观,培养学生的家国情怀、科学精神、文化素养、中医传统思维,重视人文关怀、职业道德和个人素养的提升,增强文化自信,建立学生的专业自豪感。

二、相关知识板块的思政元素分析

(一)家国情怀(服务人民、心怀天下)

通过了解各位医家的生平事迹,如刘纯、汪机、李梴、龚廷贤等医家服务人民、心怀天下的精神,有助于培养学生的家国情怀。

(二)科学精神(严谨求实、探索精神、创新精神、实践精神、批判精神)

针灸医学的发展离不开历代古圣先贤的科学精神,如刘纯、汪机、高武、杨继洲等对待学术严谨求实的精神;刘纯、高武、吴崑、凌云等钻研探索的精神;刘纯、方贤、高武、薛己、陈实功、张介宾、龚居中、龚廷贤、凌云等守正创新的精神;刘纯、汪机、高武、杨继洲、龚居中等的实践精神;以及汪机、薛己、李梴、陈实功、张介宾、龚廷贤等坚持求真求实的批判精神;通过学习本章所选医家的学术精神,有助于培养学生的科学精神。

(三)文化素养(文学素养)

明代医学的发展,不论是理论观点、方法,还是技术等方面都对针灸发展有较大影响。如本章介绍取医家汪机体恤后辈学医的不易,编写《医学原理》《医读》等医书,内容系统全面、文字浅显易懂、医理阐释明了,利于后辈学医;陈实功倡导医家"五戒""十要",并编入《外科正宗》;通过学习各位医家的精神,有助于提升学生的文化素养。

(四)中医传统(针药并用、整体观念、辨证论治)

中医学具有其独特的优势和特色,如针药并用、整体观念、辨证论治等,这些成为历代中医传承至今的优秀传统。本章所选医家以其鲜活的优秀传统,激励着当代的青年学子,如吴崑在《针方六集·旁通集》中阐发了"针药二途,理无二致"的学说,突出针灸药治疗疾病的积极作用;龚居中在《福寿丹书·安养篇·饮食》中将人体本身看做一个整体,讲述了注重饭后三件事来改变人体内环境,强调中医的整体观念;陈实功所著《外科正宗》,被称赞为"列症最详,论治最精",具有较高的学术价值和实用价值。通过对本章所选各位医家的学习,能够培养学生的中医传统思维。

(五)人文关怀(正确对待自己、正确对待他人、正确对待困难、正确对待挫折、正确对待荣誉)

人的一生总会经历困难,保持初心方得始终,如本章介绍的医家吴崑,在举业不第时,并没有一蹶不振,而是选择专攻医学,启发后世学医者在学习过程中要正确对待自己、正确面对挫折;方贤对待病人"志诚信意,如待宾客",启发医者关注患者的心理特点和情志异常变化,正确对待他人;刘纯因生计所迫移居关中,却能坚持行医实践,启发医

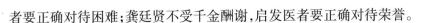

者要正确对待困难;龚廷贤不受千金酬谢,启发医者要正确对待荣誉。

（六）职业道德（服务群众、奉献社会）

高尚的医德是成为大医圣贤必不可少的条件,如本章所选医家刘纯体恤群众,陈实功乐善好施,龚廷贤心怀仁爱、服务人民,体现了他们的高尚医德,通过学习各位医家的事迹,能激励青年学生奉献社会,养成良好的职业道德。

（七）个人素养（道德涵养）

古医名家成长经历中的个人素养优秀事迹值得我们学习,如本章所选医家陈实功注重医德,提出了医家"五戒""十要",通过学习其品德,促进青年学生秉承大医之道,有助于提升个人素养。

（八）文化自信（文化认同、传承精华、守正创新）

学习本章所选医家的个人事迹与学术思想,如李梴晚年因感初学者苦无门径可寻,乃收集医书数十家,"论其要,括其词,发其隐而类编之",著成《医学入门》;陈实功在吸收前人内治长处的基础上,结合自身医学理论和多年临证经验,形成了"内外并重,使毒外出为第一"的学术思想;杨继洲师古不泥古,创立了杨氏补泻"十二字次第手法"以及"下针八法",提出"刺有大小",开启了针刺补泻分强弱的先河;通过学习能够感悟各位医家文化认同、传承精华与守正创新的精神,增强学生的文化自信。

案例一　刘纯　传承创新,神方妙术

一、案例

刘纯,字宗厚,祖籍吴陵,著名医学家。刘纯早年居淮南,跟随其父学医,其父刘叔渊,号橘泉,为朱震亨之弟子,因此朱震亨的医学思想对刘纯产生了较为深远的影响,可以说是朱震亨之再传。此外,刘纯还拜乡中冯庭干、许宗鲁、丘克容等前辈深入研习医学,得以博采各家之长。在这一阶段,刘纯主要通过跟师求学,积累了深厚的医学理论功底。

刘纯家族曾经显赫,至刘纯已是"穷而在下,不能躬耕自食其力,故托迹于医"。刘纯因为生计所迫,在中年时移居关中,根据《陕西通志》记载,刘纯"洪武中,居咸宁",习医谋生。这一阶段是刘纯医学生涯中重要的经验积累阶段,通过不断的行医实践,将早年间学习的理论加以实践、总结。

《玉机微义·损伤门》中记载:"顷见围城军士被伤,不问头面手足胸背轻重,医者例以大黄等药利之。"原文中此处对围城军士的受伤情况记述十分详细,很可能是刘纯以战地医士身份亲自参加战役,并对诊治情况行了记录。在从医生涯的这一阶段,刘纯完成了其主要著作的大部分内容,《玉机微义》和《杂病治例》均脱稿于此阶段,可见刘纯的医学思想在经历了前期的理论积累和中年时期的临床实践之后,在这一时期已经达到了一定高度。刘纯在陕西、甘肃行医约四十年,晚年在西北地区度过。因医术精深、著作丰富、医德高尚、体恤群众，被誉为"神方妙术"，成为丹溪学派在西北地区具有代表性的医家。

《医经小学》是刘纯的一部早期著作，该书撰写的目的是供初习医道者入门使用，刘纯摘取《黄帝内经》《难经》《伤寒杂病论》以及晋唐、金元时期各家医学著作，将其要旨进行整理，编写而成。全书共分为本草、脉诀、经络、病机、治法、运气六个部分，虽然其中论述的主要内容均出自前人，但刘纯立宗明义，厘清脉络，将复杂深奥的医学理论以简明的歌诀形式呈现，有助于初学者理解并加深记忆。刘纯精炼各家理论于一书，将自己医学思想的主体寓于《医经小学》中。其思想在承袭了朱震亨"阳常有余，阴常不足"思想的基础上，博览诸家，取其所长。在教诲弟子时，刘纯也首先强调研习《黄帝内经》的重要性。《医经小学》卷首的"凡例"中，刘纯对于《医经小学》中各个章节医理的出处做了详尽说明，例如"药性首集气味及东垣《珍珠囊》九十味冠于前"、"经络集《素问》《灵枢》篇意而为歌诀，及《针经》内全篇"等，由此可见刘纯是在对经典及诸家学说深入研读的基础上著成《医经小学》。

刘纯在针灸方面的贡献主要体现在对针法的临床实用性研究上，总结并开创了一些简明实用的手法，并在《杂病治例》中记载各种杂病的针灸方法，或针或灸，或补或泻，简明扼要，便于参考运用。刘纯创用平针法，分天、人、地三部进退针，无明显补泻形式，以得气为度。平针法是《内经》导气同精手法的发展，亦对后世平补平泻法产生了影响。刘纯还总结出简明实用的复式补泻手法，所述之针刺补泻法比较简明实用，可操作性强。刘纯强调出针不可猛，不可出血，并指出如果出现晕针，可取夺命穴治疗。

刘纯从一个业医为生的普通人，成长为一位神方妙术的大医家，针药并用、著作等身且多有创新，沉淀着数十年的精研勤思和刻苦实践，体现了求实、探索、实践、创新的科学精神，以及正确对待困难和挫折的人文精神。承丹溪之学，将丹溪学派传播到祖国的西北地区，让丹溪的学术思想在西北地区服务于人民群众，促进了中医学术的交流传播，体现了服务群众、心怀天下的家国情怀。

二、教学设计与实施过程

本节课的主要内容是讲述刘纯的生平和他的学术思想，主要采用启发式教学法和引导式教学法。启发式教学法的优势是能够提高学习效果、学习积极性、自主学习能力，提高学生的教学满意度。在该教学方法中，学生为主体，教师为主导，通过讲述刘纯的背景及刘纯生平的脉络，启发学生对刘纯卓越的奋斗精神有更直观、更深刻的理解和体悟，启发学生对刘纯将丹溪学术思想传播至西北的意义有更全面的认识，并意识到所学知识只有服务于人民，才能实现自我价值。引导式教学法以教师为主导、学生为主体，运用恰当的教学手段激起学生的学习兴趣，培养学生自主学习和独立思考的习惯，也适用于本节课的学习。比如组织课堂讨论，以学生为主体，通过学习刘纯的生平，引导学生思考刘纯针灸学术思想形成的主要影响因素，促进学生形成自主探究学习的动力。此处可以引进具体的临床病例，使学生在发现问题的过程中体验运用知识解决实际问题的成就感和愉悦感。

三、教学效果

1. 教学目标达成度　本节课的教学目标力求呈现科学性、合理性、明确性,帮助学生了解刘纯的生平,熟悉其相关的学术思想,同时在教学过程中,将情感态度、价值观、知识、技能融合在一起,将本节课的理论学习与思政元素融合在一起,充分发挥思想政治教育功能,体现课堂教学过程的整体性,并帮助学生树立求实、探索、实践、创新、正确对待困难和挫折的精神,形成服务群众、心怀天下的意识。通过课堂提问、课堂讨论、课后作业等方式,评估学生的反应和对本节课所学知识的理解程度,教学目标达成度较高。

2. 教师反思　本节课把握教学基本内容,着重讲解刘纯的生平及其相关的学术思想,转变教学模式,引导学生通过医家生活背景和医学实践进行思考,将专业理论知识与课程思政融合在一起,体悟科学精神、奉献精神等。其中,结合启发式和引导式两种教学方法,有利于实现课程思政的"润物细无声"效果。

3. 学生反馈　本节课学习过程中学习兴趣较为浓厚,课堂参与度较高,生生互动和师生互动比较充分。通过本节课的学习,同学们对刘纯的生平和学术思想有了多维度的认识和思考,体会到求实、探索、实践、创新的科学精神是学业进步的重要保障,正确对待困难和挫折对个人进步很重要,而服务群众、心怀天下也是当代青年的使命。通过本节课的学习,有利于自身正确人生观、价值观的塑造。

(王　健　张娅婷)

案例二　方贤　德术并重,一代仁医

一、案例

方贤,归安人,明代医家。方贤为明代御医,曾任太医院院使、院判等职。方贤在前任太医院院使董宿汇集而未完成的诸家医方的基础上,与杨文翰重加订正,分门别类,删繁补缺,编成《奇效良方》。

《奇效良方》全名为《太医院经验奇效良方大全》,全书69卷,分64门,收方7000有余。通过分门别类收集了自宋至明初医方的精华,综合了中医内外科、妇儿科以及杂病的医疗经验,并将太医院方汇编成册,付梓出版,使明代太医院方得以流传到民间。其中卷五十五为"针灸门",共有38篇,主要论述了用针之法及针灸注意事项。除"针灸门"专论针灸之外,其他各卷亦有关于针灸治疗的记载。

方贤开创了奇穴集类之肇始,确立了奇穴的学术地位。虽然《黄帝内经》是现存文献中最早记载奇穴的典籍,在春秋战国时期奇穴已广泛应用于临床,但大多未予以命名。隋唐时期,出现一批有定名、定位、主治的内容完整的新的奇穴。元代王国瑞《玉龙歌》中首次出现"奇穴"这一名称。方贤《奇效良方》"针灸门"中,始专设"奇穴"篇,记载了内迎香、鼻准、耳尖、聚泉、左金津右玉液等26个奇穴,为后世的腧穴分类奠定了基础,对腧穴学术的发展做出了贡献。

方贤非常重视针刺手法。《奇效良方》"针灸门"38篇中有22篇论述毫针刺法。他在"针灸门"的第一篇就引用窦汉卿《通玄指要赋》中"必欲治病,莫如用针。"书中不但提出了单式手法,而且记载了很多复式手法。对后世针刺手法产生了重要影响。

方贤在针刺中非常强调"治神"的作用。他认为患者要在气血平定时方可针刺,如遇风、寒、暑、湿、阴、燥等邪气时,需调理后才可针刺;"若病人乘马而来,必气血乱而困于身,候气定,然后刺之",只有在患者精神安定的情况下,针下的气行现象才容易出现。历代的医疗实践证明,针刺过程中的治神是提高针刺疗效的重要因素之一,治神在针刺治疗上有重要的地位。

方贤指出治神还包括情绪和心理的调节,他认为"医与病者,各自正己之神"。病者要对治疗有信心,"发其信心,所刺之处"。而医者须"临病之处,目无邪视,心无邪念",对待患者要"志诚信意,如待宾客"。他还强调在留针候气时"令患者忘忧绝虑,勿暴喜怒动其心"。针刺之后,患者也要注意神定,凡患者针毕数日"切忌暴喜,喜则伤神,神既有伤,旧疾不除,新病又生矣","勿令暴怒,怒则伤肝,其魂无定,血无所归,何疾不生"。由此可见,从针刺前的"神定"到针刺后的"调神",方贤强调治神要贯穿整个针灸治疗过程中,对针灸临床具有重要意义。方贤的这种治神思想体现了中医学不仅重视外邪的侵袭,还非常重视内伤七情等社会心理因素对疾病的影响。可启发后世学医者针刺治疗时要仔细审慎、专心致志,关注患者的心理特点和情志异常变化;同时对待患者要"志诚信意,如待宾客",取得患者的信任,只有这样,才能达到良好的治疗效果。

二、教学设计与实施过程

本节课通过讲述明代方贤的生平和他的学术思想,使学生明了方贤的学术思想及其对后世针灸学的影响,知晓并学习其高尚的医德。主要采用启发式教学法和引导式教学法。

启发式教学法就是根据教学目的、内容、学生的知识水平和知识规律,运用各种教学手段,采用启发诱导办法传授知识、培养能力,使学生积极主动地学习,以促进身心发展。这种教学方法的优势是能够提高学习效果、学习积极性、自主学习能力,提高学生的教学满意度。在该教学方法中,通过讲解方贤对于"治神"的重视,理解他对待患者"志诚信意,如待宾客"的高尚品德。引导式教学法是指教师改变传统的"填鸭式"教学,实现以教师为主导、学生为主体的教学模式,运用恰当的教学手段激起学生的学习兴趣,培养学生自主学习和独立思考的习惯。通过对于方贤针灸学术思想的学习和探讨,引导学生在专业学习上除了具备扎实的基本功,同时对待患者应"如待宾客",与患者建立良好的医患关系。

三、教学效果

1. 教学目标达成度 通过本节课的教学,帮助学生了解方贤的生平,熟悉其相关的学术思想,同时将教学过程与方法、情感态度与价值观、知识与技能三者的落实融合在一起,体现学习的整体性。将本节课的理论学习与思政元素融合在一起,帮助学生树立家国情怀,增强文化自信。通过课堂提问、课堂讨论、课后作业等方式,评估学生的反应和对本节课所学知识的理解程度,教学目标达成度较高。

2. 教师反思　本节课应把握教学基本内容,着重讲解方贤的生平及其相关的学术思想,引导学生进行思考,将专业理论知识与课程思政融合在一起,做到"润物细无声"。通过对于方贤的"治神"理论及对患者"如待宾客"等思想的学习,可较好引导学生树立正确的价值观,使学生认识到建立良好医患关系的重要性。

3. 学生反馈　通过本节课程的学习,激起了学习兴趣,提升了课堂参与度,对方贤的生平和学术思想有了进一步的了解,同时增强了对经典理论的重视。在掌握专业知识的同时,也有利于自身价值观的塑造。

（乔云英）

案例三　汪机　博极医源,仁心仁术

一、案例

汪机,字省之,号石山居士,安徽祁门县人,编著有《石山医案》《针灸问对》《医学原理》《本草会编》等。汪机出生于中医世家,祖父汪轮、父亲汪渭均为地方名医。少时汪机勤攻经史,后在父亲的劝导下,汪机弃举子业而从医。

汪机从医之后,秉承儒学之风范,尊崇儒教之礼仪,不为权贵折腰。对于贫穷的病人,经常免费诊疗,其在《自赞》有过这样的评价:"心存仁术,志好儒书,……宁为礼屈,勿为势拘。"汪机医术精湛,其弟子陈桷为其所写的小传中这样描述:"精于医,赖以存活者众。"汪机高超的医技及正直的品行赢得了患者的高度信赖。《祁门县志》中记载:"殊证奇疾,发无不中,名高难致,病者有聆謦欬,顿喜遂瘳,所全活甚众。"汪机这种高尚的品行及精湛的医术是后学者的典范。

他求书若渴,研读发挥。汪机居处的祁门县地处山区,各种书籍文献资源相对较少,医学书籍更稀缺,汪机一生十分重视医籍的收集与购置,对有些书甚至不惜奔走数百里、花重金抄录带回。如《脉诀刊误》序中曰:"乡先正风林朱先生为之节抄之,予始闻是书于歙之旧家。彼视为秘典,不轻以示人。予备重货,不远数百里,往拜其门,手录以归",即是这一情形的真实写照。再如《推求师意》一书,也是汪机早年"观其中之所语,皆本丹溪先生之意,门人弟子推求其意,而发其所未发者……予深喜之,遂录以归"。既是费尽周折获得此书,汪机自然是精勤研读,对于其中不足之处加以阐发和补充。

汪机一生治学严谨,对其所读之书、所听之说有悖医理者,则著书阐述,力求传播正道,有利后学者。他编撰了《脉学刊误》《运气易览》《针灸问对》《外科理例》《医学原理》《医读》《痘治理辨》《推求师意》等书。此外,汪机能够体恤后辈学医的不易与难处,他编写的医书,内容系统全面、文字浅显易懂、医理简明,利于后学。汪机这种体恤后学,一心将自己所学传给后人的高尚品行是医者之典范。

汪机治学严谨，为人耿直。《针灸问对》以问答的形式阐述了针灸学中的基本理论，并谴责了某些不负责任的医疗作风。汪机指出"用针必先诊脉"，反对"医者不究病因，不察传变，惟守某穴主某病之说"，强调据证列法，法随证变，"病变无穷，灸刺之法亦无穷"，对于当时的不良风气进行了批判。

他反对无论何病皆用针灸治疗。对于古人创制九针的用法和适应证，他认为九针各有所用，虽用途广泛，但主要是以治疗"外邪薄凑"之病，对此类疾病"用针施泻，深中病情"。至于一些"病邪大甚，元气已伤"之病，却断不可以针所能治。他批判了当时社会上一些专司针灸科的针士，不按照古人所定九针的不同用途和治疗疾病的范围，除了锋针、铍针之外，皆用毫针施治，在不识脉察形等辨证的情况下即轻而下针，虽然偶尔有效，但终究流弊无穷，因为误针而成顽固之疾。

汪机在《针灸问对》中对后世各种用针方法，如青龙摆尾、白虎摇头、赤凤迎源、烧山火、透天凉等进行了评判。指出后世所谓的多种用针名称和方法，无非是古人提按、疾徐、捻转等基本方法的不同表达形式和组合方式，其具体方法内涵仍是这六法，建议人们不要被繁杂的称法所迷惑，要抓住用针的精髓所在，精心领会经典用针实质，方是用针的正道。这些论述反映了汪机不盲目迷信，善于去伪存真，去粗取精的思想。

他对于直接灸烙腧穴防病、治病的做法进行了批判。对于直接灸，他认为"无病而灸，如破船添钉……一穴受灸，则一处肌肉为之坚硬，果如船之有钉，血气到此则涩滞不能行"。汪机批驳直接灸的做法有其可取之处，从针灸经络的医理上来看，腧穴瘢痕的形成，有阻滞经络气血循行的弊端。他的这种观点对后人认识直接灸的弊端具有启发作用，促进了非瘢痕灸、温针灸、艾条温和灸等方法的发展。

二、教学设计与实施过程

本节课的通过讲述汪机的生平和他的学术思想，使学生明确汪机高尚的医德及高超的临床技能、深刻的思维能力和批判精神、科学精神。主要采用启发式教学法和引导式教学法。

启发式教学法是通过讲解汪机的生平启发学生理解其高尚的品行及高超的技术。引导式教学法是指教师改变传统的"填鸭式"教学，实现以教师为主导、学生为主体的教学模式，运用恰当的教学手段激起学生的学习兴趣，培养学生自主学习和独立思考的习惯。通过对于汪机针灸学术思想的学习和探讨，引导学生在学术上除了具备扎实的基本功，同时要具备独立思考的能力。

三、教学效果

1. 教学目标达成度　本节课的教学目标在于帮助学生了解汪机的生平，熟悉其相关的学术思想，同时将教学过程与方法、情感态度与价值观、知识与技能三者的落实融合在一起，教学过程具有整体性。将本节课的专业学习与思政元素融合在一起，可帮助学生树立家国情怀，增强文化自信。通过课堂提问、课堂讨论、课后作业等方式，评估学生的反应和对本节课所学知识的理解程度，教学目标达成度较高。

2. 教师反思　本节课着重学习汪机的生平及其相关的学术思想，引导学生进行思考,将专业理论知识与课程思政融合在一起,做到"润物细无声"。通过对汪机"不畏权贵""指导后学""批判思想"等品格的学习,指导学生树立正确的价值观,培养学生的家国情怀、职业道德、科学精神,增强学生的文化自信。

3.学生反馈　通过本节课的学习,对汪机的生平和学术理论有了进一步的了解,同时增强了对经典理论的兴趣。在掌握专业知识的同时,也有利于自身价值观的塑造。

(乔云英)

案例四　高武　师古而不泥于古

一、案例

高武,字梅孤,明代针灸学家,鄞县人。据《鄞县志》记载:"负奇好读书,凡天文律吕,兵法骑射,无不娴习。"嘉靖年间考中武举,官至总兵,后专究医术,尤长针灸。著有《针灸素难要旨》《针灸聚英》等。

高武在编写《针灸素难要旨》时,对于历来节录《内经》成书者,往往详于脏腑病机、脉要诊候,而独略于经脉刺灸的现象进行了革新。他在书中除对经文进行收集注释外,还对十二经脉、奇经八脉、十五络脉等经脉和刺灸法"节要立题分类,以便记诵"。

在《针灸聚英》中,高武对前人的论著,常以《素问》《难经》为依据,提出自己的见解并分析正误。如对《金针赋》中"男子之气,早在上而晚在下""女子之气,早在下而晚在上"的观点就持反对态度。另外,他认为《金针赋》的治病八法,"此八法巧立名色,非《素》《难》意也"。而对《神应经》人身左右补泻也有不同的看法,他认为"已非《素问》意矣……谬之甚也"等。这种从《内经》《难经》的源,论述后世的流,以达到知源明流的目的,对后世针灸学术影响颇大,体现了他师古而不泥古的创新精神和务实精神。

高武在《针灸聚英》中,广取前人之长,引用各类文献达16部之多,但他对前人的东西并不盲目搬用,而是结合自己的临床经验和学术见解予以阐发与评注。如在取肾俞穴时,《千金方》注,以平脐为标准来量取腧穴位置,但高氏认为:"肥人腹垂则脐低,瘦人腹平则脐平,今不论肥瘦,均以杖量之,未有准也。"他注重运用骨骼标志定取腧穴,如取四花穴,"依揣摸脊骨膈俞、胆俞为正";再如取悬钟用"前寻摸绝骨尖如前离三分,高一寸许是阳辅穴,后寻摸绝骨间尖筋骨缝中是悬钟穴"。他提出"先将瘦人量取穴,后再依法量肥人"之说。这些根据骨骼标志来定位的方法,对后世取穴的准确性与规范化具有影响。

高武对《素问》著作中提出的禁针禁灸穴提出了自己的看法。对于禁针、禁灸穴,需看病势轻重缓急,若病势重急,倘非此穴不可疗,当用此一穴。"若诸书皆禁针灸,则断不可用矣。"对于针刺深浅,高氏认为当"以《素问》十二经浅深刺法为主,诸书相参互用之,不可偏废也。"对艾壮的多寡,提出"皆视其病之轻重而用之,不可泥一说。"高氏对经典著作的看法既有原则性,又有灵活性。

高武重视子午流注针法,在《针灸聚英》中将子午流注列专节阐述,却不拘泥于时说。他认为子午流注(纳甲法)深奥难懂,方法机械,加以师传不同、方法各异,使后人学习和理解都有困难,应该予以废弃。他认为必须先知病,后定经穴,就是近人所称"定时用穴"法。根据对临床的认识,他创立了"十二经是动所生病补泻迎随"法(或称"十二经病井荥俞经合补虚泻实"法)。他以十二经脉的"是动病""所生病"及"寸口""人迎"脉诊法为依据,结合"虚者补其母,实者泻其子"的原则及迎随补泻的原则,依十二经气血流注,当流注时辰到达,经气旺盛时,取子穴用泻法;流注时辰已过,经气虚衰时,取母穴用补法。如"手太阴肺经寅时注此,补,当在卯时用太渊,泻,当在寅时用尺泽"。这种按时按经选穴补泻的方法,丰富了按时选穴理论。后人所用"子午流注纳支法",即是对高氏之法的灵活运用。

高武对针灸经典理论的认识和阐释,是其对《内经》《难经》等经典著作独特认识和思考的结果,这种"师古而不泥古"的创新精神是后学者学习的典范。

高武重视临床实践。无论是《难经》节要还是《灵》《素》节要,高武都选择从针刺操作切入,系统介绍刺灸操作、疾病治疗和经脉、腧穴等。从实践操作切入,体现了高武注重从临床实践入手的学习思路,也是古代针灸教育的主要门径和主要教学模式。另外,他注重将经络理论与临床实际紧密结合。在《难经》节要中,首先突出强调了十二经脉病候,然后记述经脉的循行分布,这种学术逻辑,体现了对十二经脉病候的重视,注重经脉理论的临床价值取向,是其存在的实践基础和理论价值所在。高武能借鉴前人医理,来阐发自己的见解,注重临床实践,他的这种创新实践精神对后学者具有重要的启发意义。

二、教学设计与实施过程

本节课通过讲述明代高武的生平和他的学术思想,使学生明确高武的创新实践精神。主要采用启发式教学法和引导式教学法。

在启发式教学方法中,通过讲解高武的生平及针灸学术思想,启发学生深刻理解其独立思维能力及"师古而不泥古"的创新精神。引导式教学法是指教师改变传统的"填鸭式"教学,实现以教师为主导、学生为主体的教学模式,运用恰当的教学手段激起学生的学习兴趣,培养学生自主学习和独立思考的习惯。通过对于高武针灸学术思想的学习,引导学生深入思考高武理论与实践相联系的学术思想及所体现的求真求实、探索创新等科学精神。

三、教学效果

1. 教学目标达成度　本节课的教学目标集科学性、合理性、明确性于一体,帮助学生了解高武的生平,熟悉其相关的学术思想,同时将教学过程与方法、情感态度与价值观、知识与技能三者的落实融合在一起,具有整体性。通过课堂提问、课堂讨论、课后作业等方式,评估学生的学习效果和对本节课所学知识的理解程度,教学目标达成度较高。

2. 教师反思　本节课应着重讲解高武的生平及其相关的学术思想,引导学生进行思考,将专业理论知识与课程思政融合在一起,做到"润物细无声"。通过对于高武"师古而不泥古""创新实践"精神的学习,指导学生树立正确的价值观,培养学生的家国情怀,增强学生的文化自信,是切实可行的路径。

3. 学生反馈　本节课程在课堂上激发了学习兴趣,提升了课堂参与度,加强了与老师之间的交流互动,充分发挥了自身的主观能动性。通过本节课的学习,对高武的生平和学术理论有了进一步的了解,增强了对经典理论的重视程度,可帮助自身价值观的塑造。

(乔云英)

案例五　薛己　开创温补纠时弊

一、案例

薛己,字新甫,号立斋,吴郡人,明代著名医家。父亲薛铠曾为太医院医士。薛己自幼继承家传,精研医术,博学多才,对中医内、外、儿、五官、疡疮、针灸诸科均有较高造诣。开创了明代温补学派。沈启原在为其《外科枢要》写的序中称:"先生神于医而以疡擅名,所为诸疡书甚具。"现存《薛立斋医案全集》中包括《疬疮机要》《外科心法》《外科发挥》等。此外,薛己还补校了元代胡光庆的《痈疽神秘灸法》一书(见《医籍考》),可见他精于外科。《苏州府志》载薛己"性颖异,过目辄成诵,尤弹精方书,于医术无所不通"。其著作有自著、校释、辑注24种,大致可分为两类:一类是医论医案医方,如《内科摘要》《外科枢要》《女科撮要》《疬疮机要》《正体类要》《口齿类要》等;一类是对前人医书的校订评注,如其父薛铠《保婴撮要》、钱乙《小儿药证直诀》、王纶《明医杂者》、陈自明《妇人良方大全》和《外科精要》、陈文中《小儿痘疹方论》、倪维德《原机启微》等。有大量临床验案记录,其中砭灸案例近百,尤以治外科病为多。此外,他善于将针砭灸药结合应用,也是针灸药相须派的代表人物之一。

明代医学界承金元遗风,刘完素、朱震亨、张从正之学广为流传,其中又以朱震亨之学对时医影响最为深刻,但不善学者往往陷于滋腻碍脾、苦寒伤阳流弊。医界滥用寒凉攻伐,动辄滋阴降火,常致损人脾胃,克伐真阳,形成时弊。正如《景岳全书》所说:"自河间主火之论行,而震亨以寒苦为补阴,举世宗之,莫能禁止……此后如王节斋、戴元礼辈则祖述相传,遍及海内。凡今之医流则无非刘朱之源……自金元以来,为当世所宗范者,无如河间丹溪矣。"明代中期,统治阶层醉生梦死,王侯贵族、地主豪绅酗酒纵欲,荒淫糜烂,穷奢耗精,出现了很多房劳或虚损性内伤杂病,苦寒、寒凉之药自不相宜。薛己责难说:"世人以脾亏误为肾虚,辄用黄柏、知母之类,反伤胃中生气,害人多矣"(《内科摘要·饮食劳倦亏损元气等症》),反复辨析刘完素、朱震亨学说之利弊,提醒人们慎用知、柏。

薛己的温补思想也体现在他对外科病的治疗中。相传,薛己路过闹市,看见一位妇人一瘸一拐地走着,远远就能闻见一股腥臭味。薛己觉得蹊跷,便主动上前询问妇人。原来妇人得了腿痈,找了许多大夫,虽用过各种治疗方法,但都没治愈。这激起了薛己的兴趣,他不顾恶臭,凑上前去仔细查看。发现腿上的疮口呈紫色,周围皮肤凹陷,流出的脓水清稀,认为这是虚证,可用隔附子饼灸法治疗。妇人对主动凑上来的大夫并不信任,没有采纳薛己的建议,自顾自走开了。几日之后,妇人腿上的痈疮愈加严重,不由地想起闹市上遇到的大夫,多方打听找到薛己,请求他为自己医治。薛己看着紫暗的疮面,做了一个和疮面大小相当的附子饼放在上面,又在饼上面放了一壮艾炷,点燃灸了起来。这样精心治疗了几天,妇人腿上的痈疮就不再流脓了,疮面的颜色不发暗了,腥臭的味道也逐渐淡了下去。妇人高兴起来,对薛己深信不疑,每天坚持来薛己的医馆治疗。十几日过去了,疮面逐渐形成干痂,腥臭味也彻底消失了。薛己让妇人同时服用十全大补汤进行调理。最后干痂脱落长出了新肉,妇人腿上的痈疮痊愈了,走起路来如脚下生风。

二、教学设计与实施过程

本节课的主要内容是讲述薛己的生平和他的学术思想,薛己重视温养补虚,反对滥用寒凉,对金元以来盛行的寒凉克伐流弊起到一定的纠偏作用。主要采用启发式教学法和引导式教学法。

启发式教学法是根据教学目的、内容、学生的知识水平和知识规律,运用各种教学手段,采用启发诱导办法传授知识、培养能力,使学生积极主动地学习,以促进身心发展。这种教学方法的优势是能够提高学生的学习效果、学习积极性、自主学习能力以及教学满意度。在该教学方法中,学生为主体,教师为主导,通过讲述薛己的背景及薛己生平的一些经典故事,使学生对薛己的创新精神有更直观、更深刻的理解。

引导式教学法是指教师改变传统的"填鸭式"教学,实现以教师为主导、学生为主体的教学模式,运用恰当的教学手段激起学生的学习兴趣,培养学生自主学习和独立思考的习惯。比如组织课堂讨论,以学生为主体,通过讲解薛己的生平,在特定的环境下,引导学生对薛己温补学术思想的进一步学习和探讨,并形成自主探究学习的动力,此处可以引入具体的临床病例,使学生在发现问题的过程中体验运用知识解决实际问题的成就感和愉悦感。这种讲授方式更具有启发性,且能够层次清晰、直观地展示课程专业知识,改变了原有墨守成规的讲授方法,激发了学生的自主学习能力。

三、教学效果

1. 教学目标达成度 本节课的教学目标集科学性、合理性、明确性于一体,帮助学生了解薛己的生平,熟悉其相关的学术思想,同时将教学过程与方法、情感态度与价值观、知识与技能三者的落实融合在一起,具有整体性。将本节课的理论学习与思政元素融合在一起,充分发挥思想政治教育功能,帮助学生树立敢于创新的理念;通过课堂提问、课堂讨论、课后作业等方式,评估学生的反应和对本节课所学知识的理解程度,教学目标达成度较高。

2. 教师反思 本节课应把握教学基本内容,着重讲解薛己的生平及其相关的学术思想,转变教学模式,引导学生通过医家生活背景和临床实际进行思考,将专业理论知识与课程思政融合在一起,做到"如盐入水、润物无声"。重视课堂互动,促进学生掌握本节课的专业理论知识,同时帮助学生树立正确的价值观,培养学生的家国情怀、科学精神、敬业精神,增强学生的文化自信。

3.学生反馈 通过本节课的学习,对薛己的生平和学术理论有了进一步的了解,同时增强了对针灸医学史的重视与兴趣。在掌握专业知识的同时,有利于自身价值观的塑造。

(张娅婷)

案例六 李梴 心怀天下著医书

一、案例

李梴,字健斋,南丰人,明代著名儒医,曾行医于江西、福建两省,医术精湛,医德高尚。后世医家将李梴与陈自明、崔嘉彦、严用和、危亦林、龚廷贤、龚居中、喻昌、黄宫绣、谢星焕并称为江西历史上的十大名医。明代隆庆五年,李氏开始编撰《医学入门》,刊于明万历三年。全书共八卷,卷首有正背面孔穴图各一帧,书中对针灸学术有颇多独特见解,特别是其"杂病穴法歌"及专论刺法补泻的"南丰李氏补泻",流传甚广,影响颇大。李氏博学多思,精于理论,擅长临床,除精通方药以外,对针灸亦颇有研究,尤其在选穴、取穴、操作手法等方面有很深的造诣。他反对"满身针"的现象,提出针刺必明穴法;他极重视手法,专论了针刺补泻的操作手法;他还精研针灸的时间特性,发展了子午流注开穴理论。

李梴少习儒,为邑庠生,负奇才。青年时期因病学医,博览群书,勤于临床,医声斐然。常以儒理释医理,"尝谓学者不深入《易》,则于死生之故不达,利济人物,终无把握"。晚年因感初学者苦无门径可寻,乃收集医书数十家,"论其要,括其词,发其隐而类编之"(《医学入门·卷首》),著成《医学入门》,并于明万历三年刊行于世。全书分内外集,自谓"医能知此内外门户,而后可以设法治病,不致徇象执方,夭枉人命"(《医学入门·卷首》),故题名《医学入门》。全书内容包括中医医史、医学哲学、经络、脏腑、诊断、针灸、本草、方剂、临证各科疾病的病因病机和证治,以及医德方面的论述等。书中医理皆以歌诀配以阐释的形式编写,歌诀纲目清晰,阐释广采博收,便于记忆和学习。

李梴以儒而兼医,所著《医学入门》,内容医文并茂,寓医理于诗词歌赋之中,极大地方便了初学者,是一部较好的中医学入门书籍。因此,《医学入门》屡经翻刻,流传甚广,时人谓不读一遍不足以为俗医,读一遍始可为小医,太医应以此为阶梯而登《素问》《难经》《本草》大雅之堂。因其内容全面,说理甚明,诸多学术主张对后世医家产生了深刻的影响,故被认为是学习中医的最佳读本之一。此书在日本也流传甚广,评价很高。

我们通过对李梴著书原因的学习可知:医乃仁术,救世人之苦,但学医之路亦苦,李梴感念初学者苦无门径可寻,著成《医学入门》,体现了他心怀天下,为天下人培养良医的情怀。

二、教学设计与实施过程

采用启发式教学法和互动式教学法。启发式教学法是根据教学目的、内容、学生的知识水平和知识规律,运用各种教学手段,采用启发、诱导的办法传授知识、培养能力,使学生积极主动地学习,以促进身心发展。互动式教学是通过营造多边互动的教学环境,在教学双方平等交流探讨的过程中,使不同观点碰撞交融,进而激发教学双方的主动性和探索性,达成提高教学效果的一种教学方式。

课堂采用这两种教学方法相结合的形式,以学生为主体,教师为主导,有利于营造一种良好、平等的教学环境。在课堂开始后先通过《医学入门》引出本节要介绍的医家李梴,继而在介绍李梴生平时,引入案例,并设置探究李梴的学术成就、针灸学说内容以及根据教材内容结合案例能够彰显医家怎样的精神等一系列问题,组织课堂讨论,激发学生主动探索的兴趣,根据学生的发言,给予正向的反馈,引导学生学习李梴的针灸学术思想,了解李梴对医学在后世的传播做出的巨大贡献,进一步学习李梴心怀天下、精勤不倦及坚定传承的精神,拓展学生的思维,培养学生的情怀,增强学生的课堂体验感。

三、教学效果

1. 教学目标达成度　本节课的教学目标尽可能体现科学性、合理性、明确性,以帮助学生了解李梴的生平,熟悉其相关的学术思想,同时将教学过程与方法、情感态度与价值观、知识与技能三者的落实融合在一起,体现教学活动整体性。通过课堂提问、课堂讨论、课后作业等方式,评估学生的学习效果和对本节课所学知识的理解程度,教学目标达成度较高。

2. 教师反思　本节课着重讲解李梴的生平及其相关的学术思想,转变教学模式,引导学生通过医家生活背景和临床实际进行思考,将专业理论知识与课程思政融合在一起。重视课堂互动,促进学生掌握本节课的专业理论知识,同时帮助学生树立正确的价值观,培养学生心怀天下、服务人民的家国情怀,增强学生文化认同、传承精华、守正创新的文化自信。

3. 学生反馈　通过本节课的学习,对李梴的生平和学术理论有了更进一步的了解,同时增强了对医家及学说流派的重视。在掌握专业知识的同时,更体悟到家国情怀与文化自信。

（张娅婷）

案例七 杨继洲　严谨求实,潜心医术

一、案例

杨继洲,名济时,浙江三衢人,明代杰出针灸学家。杨继洲年幼时专心读书,博学绩文,数度参加科举考试,均以失败告终。在当时宋儒理学"不为良相,便为良医"的思想影响下,他放弃仕途,开始潜心钻研医术。

杨继洲家学渊源,世代从医,杨氏家中保存有许多真籍古秘及古医家抄本,尤其是秘

方、验方及医学典籍,这使杨继洲在家中受到良好的医学熏陶。他潜心攻读各种书籍,寒暑不辍,对医学有了卓然领悟,医术日益精湛。

杨继洲从医后常"取而读之,积有岁年,寒暑不辍",本于《黄帝内经》《难经》等经典著作的理论,秉承家学,博览群书,"凡针药调摄之法,分图析类",编成《卫生针灸玄机秘要》三卷。后在此基础上,杨继洲不断探索,搜集整理了历代针灸文献,以《素问》《难经》为要旨,结合切身实践,将明代以前针灸各家的理论精髓和临床经验进行总结,编著《针灸大成》。这是继《针灸甲乙经》之后,对针灸学的又一次重要总结。后人在论述针灸学时,多将《针灸大成》作为重要的参考书,现在"杨继洲针灸"已被列入国家级非物质文化遗产名录,微电影《神针》则向世人展示博大精深的中医文化。杨继洲这种精勤不倦、孜孜求学的精神值得每位医务工作者学习。

杨继洲崇尚经典,但不拘泥于经典。他大量阅读历代论著,结合自己的临床和家传经验,提出自己的见解,创立了杨氏补泻"十二字次第手法"以及"下针八法";提出"刺有大小",开启了针刺补泻分强弱的先河。这种创新的思维能力,值得后学者学习和借鉴。

除了具有高深的医学理论知识外,杨继洲也非常注重临床实践,他一生行医46年,足迹遍及江苏、河南、河北、山西、山东、福建等地。嘉靖年间,杨继洲经过考试,被选为侍医,隆庆二年又进圣济殿太医院供职,直到万历年间一直在京城,历任楚王府良医和太医院御医等职。

杨继洲临证严谨求实,仔细审慎。《针灸大成·卷九杨氏医案》记载:"乙卯岁,至建宁。滕柯山母患手臂不举,背恶寒而体倦困,虽盛暑喜穿棉袄,诸医俱作虚冷治之。予诊其脉沉滑,此痰在经络也。予针肺俞、曲池、三里穴,是日即觉身轻手举,寒亦不畏,棉袄不复着矣。后投除湿化痰之剂,至今康健,诸疾不发。若作虚寒,愈补而痰愈结,可不慎欤!"

此案中杨继洲仔细诊脉,通过患者脉沉滑,辨证属"痰在经络"。治用肺俞、曲池、手三里,同时配合除湿化痰之剂,针药结合,病情痊愈,若仍依虚寒论治,则痰湿不除,病情只会加重。杨继洲这种临床中严谨求实、仔细审慎的科学精神值得后学者学习。

二、教学设计与实施过程

本节课主要讲述杨继洲的生平和他的学术思想,采用启发式教学法和引导式教学法。

启发式教学法就是根据教学目的、内容、学生的知识水平和知识规律,运用各种教学手段,采用启发诱导办法传授知识、培养能力,使学生积极主动地学习,以促进身心发展。通过讲解杨继洲学医经历介绍其生平、著作,通过《针灸大成》中"下针八法"、"十二字次第手法"等,使学生体悟杨继洲在治学中崇尚经典,但又不拘泥于经典,这种"严谨求实、潜心医术"的思想值得后学者学习。

引导式教学法是指教师改变传统的"填鸭式"教学,实现以教师为主导、学生为主体的教学模式,运用恰当的教学手段激起学生的学习兴趣,培养学生自主学习和独立思考的习惯。通过对杨继洲临床案例的学习和探讨,以认识杨继洲临证仔细审慎的科学精神。引导学生在学术上除了具备扎实的基本功外,同时要严谨求实、仔细审慎。通过案例的学习和探讨,使学生在发现问题的过程中体验运用知识解决实际问题的成就感和愉悦感。这种学习方式更具有引导性,且能够层次清晰、直观地展示课程专业知识,有利于激发学生自主学习。

三、教学效果

1. 教学目标达成度 本节课的教学目标尽可能体现科学性、合理性、明确性,帮助学生了解杨继洲的生平,熟悉其相关的学术思想,同时将教学过程与方法、情感态度与价值观、知识与技能三者的落实融合在一起,具有整体性。将本节课的理论学习与思政元素融合在一起,充分发挥思想政治教育功能,帮助学生树立家国情怀,增强文化自信。通过课堂提问、课堂讨论、课后作业等方式,评估学生的学习效果和对本节课所学知识的理解程度,教学目标达成度较高。

2. 教师反思 本节课把握教学基本内容,着重讲解杨继洲的生平及其相关的学术思想,引导学生通过医家学术特点和临床案例进行思考,将专业理论知识与课程思政融合在一起,以实现"润物细无声",从而帮助学生树立正确的价值观,培养学生的科学精神和人文素养,增强学生的文化自信。

3. 学生反馈 通过本节课的学习,对杨继洲的生平和学术理论有了进一步了解,增强了对经典理论的重视,对《针灸大成》产生了浓厚的兴趣,领悟到科学精神与人文素养的重要性。

(乔云英)

案例八 杨继洲 多法并重,综合调养

一、案例

杨继洲针药兼精,医术高明,治病时常针药并重。他在《针灸大成·卷三·诸家得失策》中明确阐述针灸药结合的观点。提出"疾在肠胃,非药饵不能以济;在血脉,非针刺不能以及,在腠理,非熨炳不能以达,是针灸药者,医家之不可缺一者也。"他对当时弃针灸而唯重药物的做法提出疑问,认为针灸药物各有所长。提出"夫何诸家之术惟以药,而于针灸则并而弃之,斯何以保其元气","药饵或出于幽远之方,有时缺少,而又有新陈之不等、真伪之不同,其何以奏肤功、起沉疴也? 惟精于针,可以随身带用,以备缓急"的观点。《针灸大成》中记载的杨继洲医案半数采用了或针与灸结合,或药灸结合,或针、灸、药相结合多法并重的综合治疗方法。

杨继洲"针药结合"的思想也是《黄帝内经》"杂合以治"思想的具体体现,颇受后世医家崇尚,为诸医家所效仿。现代临床中的很多疾病,有需针者,有需药者,有需针灸药并用者,只有这样,才能取得良好的临床疗效。这些都提示我们临证中注重综合治疗,发挥传统中医辨证论治、整体观念的优势。

杨继洲在应用"针药结合"过程中,遵循《内经》"谨守病机,各司其属"的原则,治法有度,处方严谨而灵活多变。常根据临床实际,灵活应用针、灸、药等不同治法,调整不同治法的剂量,体现了其实践精神和实事求是的精神。《针灸大成》中曾记载"浙抚郭黄崖公子箕川公长爱,忽患惊风,势甚危笃。灸中冲、印堂、合谷等穴各数十壮,方作声。若依古法而只灸三五壮,岂能得愈? 是当量其病势之轻重而已。"这里他提出施灸时"当量其病势之轻重",强调了根据病情的轻重来确定不同程度的灸量。治疗疾病要善于观察不同的病情变化,并根据病情灵活选用不同的治疗方法。他提出"治法因乎人,不因乎数",主张"病以人殊,治以疾异"。这种因人、因病而异的治疗思想及临床治疗中体现的灵活变通的实践精神值得我们后学者学习。

杨继洲在临床中坚持科学态度,反对巫神迷信。《针灸大成》中记载:" 辛未,武选王会泉公亚夫人,患危异之疾,半月不饮食,目闭不开久矣。六脉似有如无,此疾非针不苏。同寅诸公,推予即针之,但人神所忌,如之何? 若待吉日良时,则沦于鬼篆矣。不得已,即针内关二穴,目即开,而即能食米饮,徐以乳汁调理而愈。"杨继洲不囿于前人之藩篱,求本务实,反对神奇怪诞之说,这种把患者的疾苦当作自己的疾苦,一心赴救,不拘于迷信禁忌的科学态度,以及医者仁心的精神,对后世医家产生了深远的影响,也为后人所推崇。

二、教学设计与实施过程

本节课主要通过杨继洲的临床案例的学习,理解杨继洲临床中"针药结合"的思想及《黄帝内经》"杂合以治"思想在临床中的应用。主要采用CBL教学法和互动式教学法。

CBL教学法是基于真实病例进行的临床教学,通过分析病例,将理论知识与临床病例的实际诊断过程充分有机结合起来的一种教学方法。与传统教学方式相比,CBL更重视学生学习的自主性,明确学生是学习的主体,教师则主要负责引导。本节内容中,通过学生对杨继洲真实案例的学习,引导学生进行思考,明确诊断,确定治疗措施,以利于更好地理解杨继洲"针药结合"思想在临床中的应用,启发学生临证中注意根据病情恰当选用不同治法,进行综合治疗,求本务实,勇于承担。

互动式教学法就是通过营造多边互动的教学环境,在教学双方平等交流探讨的过程中,达到不同观点碰撞交融,进而激发教学双方的主动性和探索性,达成提高教学效果的一种教学方式。通过对杨继洲临床医案的学习和讨论,引导学生在临床上根据不同病人,结合不同病情进行灵活施治;对杨继洲临床治疗中体现的灵活变通的实践精神进行学习和思考。同时,通过互动和讨论,进一步理解杨继洲的科学精神,反对巫医迷信,对病人要有医者仁心的精神。

三、教学效果

1. 教学目标达成度　本节课的教学目标是帮助学生了解杨继洲"针药结合"的学术思想,同时将教学过程与方法、情感态度与价值观、知识与技能三者的落实融合在一起。将本节课的理论学习与思政元素相融合,立德树人,帮助学生树立家国情怀,增强文化自信。通过课堂提问、课堂讨论、课后作业等方式,评估学生对本节课所学知识和技能的理解掌握程度,教学目标达成度较高。

2. 教师反思　本节课着重讲解杨继洲"针药结合"的学术思想,CBL 教学及互动式教学是引导学生进行临床案例探讨、学习杨继洲医者仁心的精神及过硬的临床技能的有效途径。

3. 学生反馈　通过本节课的学习,对杨继洲学术思想有了进一步的了解,对科学精神、人文素养、职业道德等有了更深刻的认识。

(乔云英)

案例九 吴崑　举业不第参黄子

一、案例

吴崑,字山甫,号鹤皋山人,因其能洞察黄帝医学经旨之奥,人称"参黄子",明代著名医家,新安医学名家之一,歙县人。吴崑生于儒门世家,家中藏书甚为丰富。他自幼聪明好学,稍长习儒举业,熟读六籍文章,为文藻思横溢。因祖父吴正伦为明代隆庆至万历间名医,伯父、父亲对《内经》亦有研究,吴崑受家庭熏陶,常浏览医书,约 15 岁开始接触医学,通读《素问》《灵枢》《脉经》《甲乙经》及张机、刘元素、李杲、朱震亨之书;越十年,举业不第,受乡里长者"古人不得志于时,多为医以济世"的启示,乃弃举子业,专攻医学,师从乡贤名医余午亮先生,三年尽得其传;之后游学于江、浙、燕、赵、荆襄等地,就"有道者为师",故称有"七十二师"。谦虚好学的品质,丰富了吴崑的人生阅历,开阔了其医学视野,他吸收了不同流派的医学经验及秘传。同时,吴崑广交朋友,拓宽了思维空间,医术日精;回故里后,他先后在宛陵、和阳等地悬壶,"所至声名籍籍,活人无论数计"。因于"世医昧于上古经论,不达于中古之方",不明方义与方证关系,不明药物升降浮沉之性,以及宣、通、泻、轻、重、滑、涩、燥、湿之法,反正类从之理,而盲目执方用药疗病,临床危害性极大。于是吴崑选取古今良医之方七百余首,"撰之于经,酌以正见,订之于证,发其微义",著成《医方考》6 卷。同年,吴崑又将所读过有关诊病切脉的医书要点,摘抄为语录,重点注释或述之师传心得,著成《脉语》2 篇。吴崑对《素问》进行全文注释,著成《吴注黄帝内经素问》。随着临证经验的积累,吴崑学识日丰,他对以往针砭治验不能尽得其中之奥旨者,经过多年不断探讨,破除迷津,医学思想进入成熟期。带生徒 23 人(包括侄孙吴象先),将自己在针灸方面的研究心得,结合历代经典论述、医家歌赋,写成《针方六集》6 卷,旨在羽翼《图经》(明刊《铜人腧穴针灸图经》)的学习使用,吴崑终成精审脉法、通晓针灸方药、既有徒传又得立言的一代宗师。

吴崑在深入研究《内经》的基础上,对针灸与药物两种疗法进行比较,在《针方六集·旁通集》中阐发了"针药二途,理无二致"的学说。吴氏认为药物有气有味,有厚有薄,有升有降;而针刺有浮有沉,有疾有徐,有动有静,有进有退,此异途而同理。药有入肝、入心、入脾、入肺、入肾之殊,有为木、为火、为土、为金、为水之异;而针有刺皮、刺脉、刺肉、刺筋、刺骨之殊,有取井、取荥、取输、取经、取合之异,此异途而同理。因此,"针药二途,理无二致"。用不同针刺手法也可达到药物阴阳升降作用的效果,取井荥输经合、刺皮脉肉筋骨与药物酸苦甘辛咸分别治疗五脏疾病的道理是相通的。既然针灸与方药治病机制相同,那么在临证时,就可以根据疾病的具体情况,结合针药之长短,当针则针,当药则药,当针药配合则针药兼施,辨证论治。吴崑在《针方六集》卷二的"八法针方"、卷四的"揆八法"中,总结出针药兼施的规则。

对于冲脉、足太阴脾经、阴维脉、足阳明胃经和手厥阴心包经的病证,宜刺公孙、内关二穴,使经气通行,三焦快然,疾去内和,并可配用泻心、凉膈、大小陷胸、调胃承气诸方治疗。

对于带脉、足少阳胆经、阳维脉和手少阳三焦经的病证,宜刺足临泣、外关二穴,使表里皆和,营卫流畅,并可配用三化、双解、大小柴胡、通圣、温胆诸方治疗。

对于督脉、足太阳膀胱经、阳脉和手太阳小肠经的病证,宜刺后溪、申脉二穴,使经气通行,上下交通,并可配用麻黄、桂枝、葛根、青龙诸方治疗。

对于任脉、手太阴肺经、阴跷脉和足少阴肾经的病证,宜刺列缺、照海二穴,使经气通行,四脉通调,并可配用三黄、二母、二冬、犀薄甘桔诸方治疗。

通过对吴崑生平和专业的了解,我们不难发现,举业不第不仅没有击垮他,反而成为他医学之路的催化剂,他在游学天下、博采众长的基础上对于治疗方法的不拘一格、融会贯通也深有领会,启迪着我们也要博闻广学、勤于探索。

二、教学设计与实施过程

明代科学技术的发展,从理论观点、方法、技术等方面对医学都有较大影响,而吴崑更是超越时代,是对中医药的传承、发展做出历史性贡献的杰出大家。本节课的主要内容是讲述吴崑的生平和他的学术思想,主要采用启发式教学法和引导式教学法。

启发式教学法就是根据教学目的、内容、学生的知识水平和知识规律,运用各种教学手段,采用启发诱导办法传授知识、培养能力,使学生积极主动地学习,以促进身心发展。在该教学方法中,学生为主体,教师为主导,通过讲述吴崑总结出的针药兼施的规则及吴崑的生平,使学生对吴崑遭逢举业不第时正确对待自己、正确对待挫折的精神有更直观的认识,使学生对吴崑为学医不远万里求学的探索精神有更深刻的理解。

引导式教学法是指运用恰当的教学手段激起学生的学习兴趣,培养学生自主学习和独立思考的习惯。比如组织课堂讨论,以学生为主体,通过讲解吴崑的生平,在特定的环境下,引导学生对吴崑针药兼施规则的进一步学习和探讨,并形成自主探究学习的动力,此处可以引入具体的临床病例,使学生在发现问题的过程中体验运用知识解决实际问题的成就感和愉悦感。这种讲授方式更具有启发性,且层次清晰、直观地展示课程专业知识,改变了原有墨守成规的讲授方法,激发了学生的自主学习能力。

三、教学效果

1. 教学目标达成度　本节课的教学目标集科学性、合理性、明确性于一体,帮助学生了解吴崑的生平,熟悉其相关的学术思想,同时将教学过程与方法、情感态度与价值观、知识与技能三者的落实融合在一起,具有整体性。将本节课的理论学习与思政元素融合在一起,充分发挥思想政治教育功能,帮助学生树立探索意识;通过课堂提问、课堂讨论、课后作业等方式,评估学生的反应和对本节课所学知识的理解程度,教学目标达成度较高。

2.教师反思　本节课把握教学基本内容,着重讲解吴崑的生平及其相关的学术思想,转变教学模式,引导学生通过医家生活背景和临床实际进行思考,将专业理论知识与课程思政融合在一起,做到"润物细无声"。重视课堂互动,促进学生掌握本节课的专业理论知识,同时帮助学生树立正确的价值观,培养学生的正确对待自己、正确对待挫折的能力。

3.学生反馈　通过本节课的学习,对吴崑的生平和学术理论有了进一步的了解,同时增强了对探索精神的重视,也认识到人生之路上要正确对待自己,正确对待挫折。在掌握专业知识的同时,利于自身价值观的塑造。

(张娅婷)

案例十　陈实功　守正创新著经典

一、案例

陈实功,字毓仁,号若虚,崇川人,是明代著名外科学家。陈实功幼年多病,少年时期便开始跟随著名医学家李沦溟先生学习医术,李沦溟先生认为:"外之症则必根于其内也"。此话对陈实功影响颇深,认识到外症以内治为主的不足,他主张内治法与外治法应并重,尤其对脓肿等病症,认为应尽早开刀,以免单用保守疗法而贻误病情。陈实功常用腐蚀药品,或用刀针清除坏死腐肉,放通脓管,强调扩创引流,使毒外出。陈实功在吸收前人内治长处的基础上,补充和发展了外科学说内容,从而逐渐形成了他的"内外并重,使毒外出为第一"的学术思想。陈实功兴趣广泛,古今前贤的著作以及历代名医的理论、病案等一类书籍,他更是勤学苦读,爱不释手。对于古代典籍,陈实功从不死记硬背,生搬硬套,而是融会贯通,灵活运用,把自己在行医实践中取得的一些经验与古人治病方法相互结合,总结出一套适合于大众的,实践中切实可行的理论,写成《外科正宗》。一方面,体现了陈实功的批判精神和创新精神,这是符合科学精神的,并不是一味地泥古不化,完全接受现有的知识和思想,而是冲破禁锢,不断创新,形成了自己的学术思想。另一方面,体现了陈实功传承精华,守正创新的精神,同时也是坚定文化自信的表现。我们在平时学习的过程中,不仅要学习经典理论及医家经验,还要有自己独立的思考,在传承经典理论的同时,融入自己的见解,坚持守正创新,增强文化自信。

陈实功不仅医术高明,而且极重医学道德,乐善好施。他倡导医家"五戒""十要",并编入《外科正宗》。在自己的实践中,按"五戒""十要"身体力行,他认为"医者仁术,惟在一点心,何须三寸舌"。他对年老贫病者不计报酬,曾主动登门治好了一位背生恶疮、已奄奄待毙的老妇。乡人称颂他,他却说:"吾不过方伎中一人耳,此业终吾之身,施亦有限,人之好善,谁不如我。"他替贫苦的人看病,除了治病送药外,甚至还要量力微赠,以贴补贫苦病人的生活。此外,还捐资赠物,修建山路,置义田,造义宅等,造福一方。陈实功的事迹代代相传,为后人称颂。

二、教学设计与实施过程

针灸学术发展的高潮是在明代,同时明代针灸学的发展也起到了承前启后的历史作用,无论是在继承还是创新方面都做出了重要贡献,这个时期名医辈出,理论研究不断深化。陈实功所著《外科正宗》,被称赞为"列症最详,论治最精",具有较高的学术价值和实用价值。本节课的主要内容是讲述陈实功的生平以及他的学术思想,主要采用启发式教学法和引导式教学法。

启发式教学法就是根据教学目的、内容、学生的知识水平和知识规律,运用各种教学手段,采用启发诱导办法传授知识、培养能力,使学生积极主动地学习,以促进身心发展。这种教学方法的特点是以学生为主体,教师为主导。该教学模式下可以最优化的提高学生的学习效果、学习积极性、自主学习能力,提高学生的教学满意度。通过讲述陈实功创作《外科正宗》的背景及陈实功生平的一些行医事迹,使学生对陈实功拥有批判、创新的科学精神和服务群众、无私奉献的职业道德,以及传承精华、守正创新的文化自信有更直观、更深刻的理解。

引导式教学法是指教师改变传统的"填鸭式"教学,实现以教师为主导、学生为主体的教学模式,运用恰当的教学手段激起学生的学习兴趣,培养学生自主学习和独立思考的习惯。比如组织课堂讨论,以学生为主体,通过讲述陈实功的生平,在特定的环境下,引导学生对陈实功"内外并重,使毒外出为第一"的学术思想进一步学习和探讨,并形成自主探究学习的动力,此处可以引入具体的临床病例,使学生在发现问题的过程中体验运用知识解决实际问题的成就感和愉悦感。这种讲授方式更具有启发性,且能够层次清晰、直观地展示课程专业知识,改变了墨守成规的讲授方法,激发了学生的自主学习能力。

三、教学效果

1. 教学目标达成度 本节课的教学目标力求体现科学性、合理性、明确性,同时将教学过程与方法、情感态度与价值观、知识与技能三者的落实融合在一起。将本节课的理论学习与思政元素融合在一起,充分发挥思想政治教育功能,帮助学生树立良好的职业道德观,并增强文化自信。通过课堂提问、课堂讨论、课后作业等方式,评估学生的学习效果和对本节课所学知识的理解程度,教学目标达成度较高。

2. 教师反思 本节课把握教学基本内容,着重讲解陈实功的生平及其相关的学术思想,转变教学模式,引导学生通过医家生活背景和临床实际进行思考,将专业理论知识与课程思政融合在一起,做到"润物细无声"。同时帮助学生树立良好的职业道德观,增强学生的文化自信,鼓励学生成长为无私奉献、心怀人民的优秀医务工作者。

3. 学生反馈 在课堂上的参与度较高,与老师之间沟通密切,充分发挥了自身的主观能动性。通过本节课的学习,对陈实功的生平和学术理论有了进一步的了解,同时增强了对经典理论的重视和对爱国精神的体悟。在掌握专业知识的同时,有利于自身价值观的塑造。

(王心草)

案例十一 张介宾 五十学医成大家

一、案例

张介宾,字会卿,号景岳,别号通一子,会稽人,明代杰出的医学家,温补学派的核心人物。张介宾幼禀明慧,读书不限于章句,而深究其义蕴,其父张寿峰是定西侯门客,兼通医理。受家庭影响,他自幼喜爱医学;随父游京师,不仅遍交奇才异能之士,而且跟随名医金英学医,后尽得其传;青年时,博览群书,并游历于燕赵之地,后从戎幕府,游历北方,足迹遍及今之山海关、凤城和鸭绿江等地。数年戎马生涯无所成就,终使张介宾尽弃功利之心,潜心于医道,医技大进,名噪一时,被人们奉为"仲景、东垣再生"。张介宾著书立说,尤其对《素问》《灵枢》有深入研究,将《内经》分门别类,详加阐释,历时三十载著成《类经》,其著作还有《类经图翼》《类经附翼》《景岳全书》《质疑录》等。

张介宾早年推崇"丹溪之学",在多年研究的临床实践中,逐渐摈弃朱氏学说,提出"真阴不足"的论点,并提出"人体虚多实少",进一步发展前代各家学说。

张介宾术高超从很多案例中都可以窥斑见豹。如有一位男子经常喝得酩酊大醉,每次喝醉之后就不想吃饭,时间长了问题就显现出来。有一次吃完饭,他突然感觉自己胁肋部莫名地疼了起来,就到自作主张买了药,吃了之后疼痛稍有缓解,但还是很难受,男子就又用催吐的方法让自己吐出来。哪知吐完之后他的病情非但没有好转,反而更加严重了。男子感觉胸部和胁肋部有一股气散不开,胀疼难忍。眼看着自己的办法一点效果也没有,还越来越严重,男子开始慌了,赶紧让家人去请张介宾。张介宾到了之后,男子将生病和吃药的过程仔细地给张介宾描述了一番,包括现在难受的感觉也说得很详细。张介宾听了之后让男子以舒服的姿势躺在床上,开始在男子的胁肋部慢慢按压,边按边询问男子的感觉。当他按到最下面那根肋骨下缘处的时候,男子痛得哇哇大叫起来,闪躲着不让张介宾再碰他。看到这样的情景,张介宾就知道疾病所在了。张介宾将艾炷放到男子肋下最疼的位置进行艾灸,灸到第十四壮的时候,男子开始感觉胁肋部那股气慢慢散开了,胀痛感也开始明显减轻,张介宾又继续灸了十几壮才停止。几天之后,男子的症状完全消失。

二、教学设计与实施过程

采用启发式教学法和互动式教学法。启发式教学法是根据教学目的、内容、学生的知识水平和知识规律,运用各种教学手段,采用启发、诱导的办法传授知识、培养能力,使学生积极主动地学习,以促进身心发展。互动式教学是通过营造多边互动的教学环境,在教学双方平等交流探讨的过程中,达到不同观点碰撞交融,进而激发教学双方的主动性和探索性,达成提高教学效果的一种教学方式。

课堂采用这两种教学方法相结合,以学生为主体,教师为主导,营造一种良好、平等的教学环境。在课堂开始后先通过《类经》引出本节要介绍的医家张介宾,继而在介绍张介宾生平时,引入案例,并设置探究张介宾的学术成就、针灸学说内容,以及根据教材内容结合案例能够彰显医家怎样精神的一些问题,组织课堂讨论,激发学生主动探索的兴趣,根据学生的发言,给予正向的反馈,引导学生学习张介宾的针灸学术思想,了解张介宾对医学在后世的传播做出的巨大贡献,进一步学习张介宾精勤不倦、敢于创新及坚定传承的精神,拓展学生的思维,培养学生的情怀,增加学生的课堂体验感。

三、教学效果

1. 教学目标达成度　本节课通过教学内容的讲授与课堂上启发式与互动式的教学,帮助学生了解张介宾的生平,熟悉张介宾的著作,并了解其针灸学说对后世的影响;同时及时融入相对应思政元素,培养学生的传承与创新精神,提高学生主动钻研能力;通过课堂讨论与提问的方式,实时掌握学生对知识的理解程度,引导学生深入思考,教学目标达成度较高。

2. 教师反思　本节课通过引导学生对张介宾的故事及针灸学术思想进行相关探讨,发现互动式的教学能够提高学生的课堂参与度,特别是认真对学生的发言进行肯定,更能激发学生对课堂的热情,使学生掌握基本知识,树立正确的价值观,获得更好的发展,要做好这一点就需要提前对课堂探讨内容进行设计与构思。

3. 学生反馈　课堂上通过张介宾的故事对医家有了更鲜活的认识与更立体的理解,加强了教学内容之间的联系,课堂互动有效提高了学习的主动性与积极性,增强了对张介宾针灸学术思想的理解与掌握,同时有助于树立正确的人生观与价值观。

(张娅婷)

案例十二 龚居中　灸治痈疽重创新

一、案例

龚居中,字应园,别号如虚子、寿世主人,明代医家,江西金溪人,江西省历史上十大名医之一。其毕生习医,勤奋好学,精通医理,临床经验极为丰富,对内、外、妇、儿科均有所长。通晓针灸、气功等却病养生之术,尤擅长治疗痨瘵,是一位推崇灸法治痨瘵的专家。龚居中著有《红炉点雪》《外科活人定本》《外科百效全书》《女科百效全书》《幼科百效全书》《小儿痘疹医镜》《福寿丹书》等书。其传世医著以《红炉点雪》最负盛名。龚居中在《红炉点雪》中论证了肺痨的多种病因、临床表现以及辨证施治的治疗方案,他认为痰火一病欲除其根,非药力所能除,必借火力以拔之,从实践中总结出凡痰火宜灸的学说,最后提出了预防保健性"痰火灸法""却病要诀"及"静坐功夫"(气功疗法),体现了他未病先防的思想。龚居中用灸的独到见解是长期临床实践的经验总结,对热病用灸有积极的指导意义。

《福寿丹书·安养篇·饮食》讲述了饭后要做的三件事:漱口、摩面腹、蹰蹰行步。将人体本身看做一个整体,通过注重饭后三件事来改变人体内环境,从局部到整体,漱口可以保护口腔,清除牙齿缝隙里的食物残渣、细菌以及寄生物;摩面刺激唾液腺分泌,可湿润和清洁口腔,软化食物以便于吞咽和消化;摩腹可以帮助水谷津液在人体内消化、吸收和排泄;步行有助于让精神舒畅,还有助于降低人体内胆固醇含量、降低血压、减重等,从而提高人体免疫力、抵抗力,人体得病的概率就会变小。将人体本身看做一个整体,通过注重饭后三件事来改变人体内环境,从局部到整体,体现了中医的整体观念,同时也是中医传统的体现。我们在平时学习的过程中,要坚持实践出真知,不断地进行实践,才能从实践中创造新知,培养正确的科学精神。

二、教学设计与实施过程

龚居中用灸的独到见解,是长期临床实践的经验总结,对热病用灸有积极的指导意义。本节课的主要内容是讲述龚居中的生平以及他的学术思想,主要采用启发式教学法和引导式教学法。

启发式教学法的特点是以学生为主体,教师为主导。该教学模式可以提高学生的学习效果、学习积极性、自主学习能力,提高学生的教学满意度。通过讲述龚居中的生平及其学术思想,使学生对中医的整体观念及应该坚持实践和创新的科学精神有更直观、更深刻的认识。

引导式教学法长于激起学生的学习兴趣,培养学生自主学习和独立思考的习惯。比如组织课堂讨论,以学生为主体,通过讲述龚居中的生平,在特定的环境下,引导学生对龚居中"灸治痈疽"的学术思想进一步学习和探讨,并形成自主探究学习的动力,此处可以引入具体的临床病例,引导学生在发现问题的过程中体验运用知识解决实际问题的成就感和愉悦感。

三、教学效果

1. 教学目标达成度　本节课的教学目标力求实现科学性、合理性、拓展性,努力做到将教学过程与方法、情感态度与价值观、知识与技能三者的落实融合在一起,体现整体性。将本节课的理论学习与思政元素融合在一起,充分发挥思想政治教育功能,帮助学生更好地理解中医传统和龚居中的科学精神。通过课堂提问、课堂讨论、课后作业等方式,评估学生的学习效果和对本节课所学知识的理解程度,教学目标达成度较高。

2. 教师反思　本节课把握教学基本内容,着重讲解龚居中的生平及其相关的学术思想,转变教学模式,引导学生通过医家生活背景和临床实际进行思考,将专业理论知识与课程思政融合在一起。备课时要善于从学情出发,根据学生的知识水平和认知规律,创造问题情境,分层设问,带动学生积极思考,参与讨论。重视课堂互动,促进学生掌握本节课的专业理论知识,同时帮助学生培养实践精神和创新精神,坚持正确的科学精神。

3.学生反馈 本节课程在课堂上打破了以往"老师讲、学生记"的传统模式,新的教学方法提高了学生的学习积极性,提升了课堂参与度,学生与老师之间沟通更加密切。通过本节课的学习,对龚居中的生平和学术理论有了进一步的了解,同时增强了对经典理论课程学习的重视。在掌握专业知识的同时,有利于自身价值观的塑造。

(王心草)

案例十三 龚廷贤 重灸保健怀仁心

一、案例

龚廷贤,字子才,号云林,明代医家,江西金溪人。江西省历史上十大名医之一。其父龚信曾在太医院任职,龚氏从小跟随父亲习医,又多方请教,广投名师,肯于刻苦钻研。在医学上的造诣颇高。他的著述很多,传世的有《种杏仙方》《本草炮炙药性赋定衡》《鲁府禁方》《眼方外科神验全书》《云林神彀》等。龚廷贤深明五脏症结之源,决生死多奇中。有段时间,他在黄河流域行医,时值开封一带疫病流行,街头巷尾都有病人,症状为头疼身痛,憎寒壮热,头面颈项赤肿,咽喉肿痛,神智昏迷,俗名"大头瘟"。时医只知按古法医治,无效。龚廷贤根据病情,独具匠心,以自己的见解,开二圣救苦丸(牙皂、大黄)药方,其效甚佳,医好很多垂危病人,名噪中原。万历二十一年,鲁王妃患膨胀病,腹大如鼓,左肋积块刺痛,坐卧不宁。经太医多方治疗,均不见效,生命垂危。召龚廷贤诊治,经诊脉开方,对症下药,终获痊愈。鲁王大喜,称之为"回天国手",以千金酬谢,龚廷贤不受,乃命刻其所著《鲁府禁方》一书,又画其像以礼待之,皇帝特赐双龙"医林状元"匾额一块。龚廷贤怀有一颗仁爱之心,习医期间,即以"为之医药,以济其夭死"为座右铭。

疫病流行期间,龚廷贤没有拘泥于古法,而是根据患者病情,独具匠心,以自己的见解,开二圣救苦丸(牙皂、大黄)药方,其效甚佳,医好很多垂危病人。体现了龚廷贤的批判精神和创新精神,这是符合科学精神的,并不是一味地泥古不化,完全接受现有的知识和思想,而是冲破禁锢,不断创新,形成了自己的学术思想。龚廷贤医好鲁王妃所患的膨胀病,鲁王以千金酬谢,龚廷贤不受,乃命刻其所著《禁方》(即《鲁府禁方》)一书,又画其像以礼待之,皇帝特赐双龙"医林状元"匾额一块。体现了龚廷贤正确对待荣誉,同时也是人文关怀的表现。龚廷贤怀有一颗仁爱之心。以"为之医药,以济其夭死"为毕生座右铭,体现了他服务人民、心怀天下的家国情怀。龚廷贤重灸,博采众长,逐步形成了灸法保健说,体现了他守正创新,拥有高度的文化自信。

二、教学设计与实施过程

本节课的主要内容是讲述龚廷贤的生平及行医事迹,主要采用启发式教学法和互动式教学法。

启发式教学法是根据教学目的、内容、学生的知识水平和知识规律,运用各种教学手段,采用启发诱导办法传授知识、培养能力,使学生积极主动地学习,以促进身心发展。这种教学方法的特点是以学生为主体,教师为主导。该教学模式下可以最优化地提高学生的学习效果、学习积极性、自主学习能力,提高学生的教学满意度。通过讲述龚廷贤的生平和在灸法方面的学术贡献,启发学生对龚廷贤批判、创新的科学精神以及守正创新的文化自信进行深入思考,以有更直观、更深刻的理解。

互动式教学法是通过营造多边互动的教学环境,在教学双方平等交流探讨的过程中,达到不同观点碰撞交融,进而激发教学双方的主动性和探索性,达成提高教学效果的一种教学方式。在课堂开始后先通过两个行医故事来引出本节要介绍的医家龚廷贤,继而介绍龚廷贤在灸法方面的造诣,适当引入一些案例,并设置探究龚廷贤的学术成就、针灸学说内容以及根据教材内容结合案例能够彰显医家怎样的精神的一些问题,组织课堂讨论,激发学生主动探索的兴趣,根据学生的发言,给予积极的反馈,引导学生对龚廷贤的重灸学术思想进行讨论甚至辩论,了解龚廷贤在灸法方面对后世的影响,深入思考龚廷贤不断创新、敢于批判的精神,拓展学生的思维,培养学生的文化自信,增加学生的课堂体验感。

三、教学效果

1. 教学目标达成度　本节课通过教学内容的讲授与课堂上启发式与互动式的教学,帮助学生了解龚廷贤的生平,熟悉龚廷贤在针灸方面的学术思想及重要成就,并了解其针灸学说对后世的影响;同时融入相对应思政元素,培养学生的创新精神和科学精神,提高学生主动钻研能力;通过课堂讨论与提问的方式,实时掌握学生对知识的理解程度,引导学生深入思考专业批判精神,教学目标达成度较高。

2. 教师反思　本节课通过引导学生对龚廷贤的故事及重灸学术思想进行相关探讨,发现互动式的教学能够提高学生的课堂参与度,特别是认真对学生的发言进行肯定,更能激发学生对课堂的热情,使学生掌握基本知识,树立正确的价值观,获得更好的发展,要做好这一点就需要提前对课堂探讨内容进行设计与构思,引起学生的兴趣,同时应当注意要给予学生主动思考的时间与空间。

3. 学生反馈　课堂上通过龚廷贤的故事对医家有了更深入的了解,认识到教学内容之间的逻辑联系,主动性与积极性较好,有助于增强对龚廷贤的重灸学术思想的理解与掌握,有助于树立正确的人生观与价值观,培养高度的文化自信和科学精神。

（王心草）

案例十四　凌云　凌氏针法传后世

一、案例

凌云,明代针灸学家,字汉章,号卧岩,归安双林(湖州市双林镇)人。明孝宗弘治年间曾奉诏进京而授太医院御医。凌云著有《流注辨惑》1卷(已佚)、《集英撮要针砭全书》(又称《凌氏汉章针灸全书》)、《凌门传授铜人指穴》、《经学会宗》、《子午流注图说》等。

凌云在针法方面很有造诣,不仅继承了宋、金、元时期的透穴法,而且发展了《内经》中毛刺、半刺、浮刺、直刺、输刺等针法,针对不同的腧穴和病情,采用灵活多变的方法针刺。将沿皮刺法演变为沿皮刺法、沿皮向后刺、沿皮向外刺、沿皮向下刺、沿皮透穴刺等数种,创立了独特的凌氏刺法,这为后世针刺的发展开拓出了更广阔的天地。凌云针术闻名遐迩,对针灸学理论与实践进行了不断的继承与创新,推动了明代针灸学的发展。

凌云的得效应穴说,即凌氏在窦汉卿《流注通玄指要赋》所用腧穴的基础上加上的配穴,称为"应穴"。一种情况是将《玉龙歌》所载的原腧穴互相组合成一对,另外一种情况是凌氏自己的经验总结,将四肢穴与躯干穴相组合。凌氏的得效应穴说,虽受前人的启发,但不囿于前人,出于窦氏用穴之外者已有24穴。凌氏这一学说是对针灸配穴的一次高度总结。这些应穴不少已成为临床常用配穴,为针灸临床配穴提供了重要的参考,具有一定的现实意义。

凌云的沿皮透刺针法以及得效应穴说,是在前人的基础上并结合自己的临证经验而逐渐形成的。一方面,体现凌云的探索精神和创新精神,这是符合科学精神的,并不是一味地泥古不化,而是冲破禁锢,不断创新。另一方面,体现凌云传承精华,守正创新的精神,同时也是坚定文化自信的表现。

二、教学设计与实施过程

针灸学术发展的高潮是在明代,同时明代针灸学的发展也起到了承前启后的历史作用,无论是在继承还是创新方面都作出了重要贡献,这个时期名医辈出,理论研究不断深化。本节课的主要内容是讲述凌云的生平以及他的学术思想,主要采用启发式教学法和互动式教学法。

启发式教学法是根据教学目的、内容、学生的知识水平和知识规律,运用各种教学手段,采用启发诱导办法传授知识、培养能力,使学生积极主动地学习,以促进身心发展。通过讲述凌云的生平和在针法方面的学术贡献,使学生对凌云拥有探索、创新的科学精神以及文化认同、传承精华、守正创新的文化自信有更直观、更深刻的理解,启发学生认清正确的成才之路。

互动式教学法是通过营造多边互动的教学环境,在教学双方平等交流探讨的过程中,达到不同观点碰撞交融,进而激发教学双方的主动性和探索性,达成提高教学效果的一种教学方式。在课堂教学过程开始后先通过一个民间故事来引出本节要介绍的医家凌云,继而介绍凌云在针法方面的造诣,适当引入一些案例,并设置探究凌云的学术成就、针灸学说内容以及根据教材内容结合案例能够彰显了医家怎样的精神的一些问题,组织课堂讨论和辩论,激发学生主动探索的兴趣,并根据学生的发言,给予积极的反馈,引导学生学习凌云的针灸学术思想,了解凌云在针法方面对后世传播所做出的巨大贡献,进一步学习凌云不断探索、敢于创新的精神,拓展学生的思维,培养学生的文化自信,增加学生的课堂体验感和融入感。

三、教学效果

1. 教学目标达成度　本节课通过教学内容的讲授与课堂上启发式与互动式的教学,帮助学生了解凌云的生平,熟悉凌云在针灸方面的学术思想及重要成就,并了解其针灸学说对后世的影响;同时及时融入相对应思政元素,培养学生的传承与创新精神,提高学生主动钻研能力;通过课堂讨论与提问的方式,实时掌握学生对知识的理解程度,引导学生深入思考,从而树立正确的人生观和价值观,教学目标达成度较高。

2. 教师反思　本节课通过引导学生对凌云的案例故事及针灸学术思想进行相关探讨,发现互动式的教学能够提高学生的课堂参与度,特别是认真对学生的发言进行肯定和反馈,更能激发学生对课堂的热情,使学生掌握基本知识,树立正确的价值观,获得更好的发展,应注意当涉及关键知识点与难点时,通过巧妙的分层设问来引导学生思考,并进行充分互动,调动学生学习的积极性。

3. 学生反馈　课堂上通过了解凌云的故事对医家有了更全面的认识和理解,加强了自身与教学内容之间的联系性思考,课堂互动提高了学习的主动性与积极性,增强了对凌云的针灸学术思想的理解与掌握,有助于树立正确的人生观与价值观,培养高度的文化自信,并认识到科学精神和职业精神、人文素养的重要性。

（王心草）

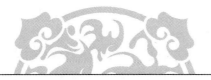

第四章　清代医家课程思政教学案例

中医学传统的理论和实践经过长期的历史检验和积淀,至清代已更加完善和成熟。清代后期,由于鸦片战争后帝国主义入侵中国,以及统治者对中医极为歧视,中医和针灸饱受摧残。尽管如此,清代的许多中医名家都是针药并用的大家,他们善用针灸,给后人留下了宝贵的针灸学术思想和临床经验。在这一时期,对针灸学发展有突出贡献的医家有张璐、赵学敏、吴师机、李学川、范毓䲬、黄石屏等。

张璐隐居在洞庭山中十五年,苦读医书,具有高尚的医德修养,在《张氏医通》中记载的白芥子涂法治疗哮喘一直沿用至今,其灸药合用救治危急重症的方法仍在针灸临床治疗急症中有指导意义,张璐认为对待患者要"以利济为任",凸显其高尚医德与医者仁心。赵学敏重视民间医药知识,将其收集整理汇编成《串雅》,丰富了中医学的治疗方法,其挑刺取穴学说至今仍十分值得探究,赵学敏以"可济于世""不悖于古,而利于今"为其收录民间医药经验的指导思想,充分体现其济世救人、严谨求学的情怀和精神。吴师机提出外治法的理论,认为"外治之理即内治之理,外治之药亦即内治之药,所异者法耳。"在膏药的运用上做出了卓越贡献,发展了穴位敷贴治疗,吴师机告诫为医者当尽其心,不论贫富都应一视同仁,他从不以自制的膏药挟货居奇,深受百姓爱戴。李学川强调辨证取穴、针药并重,在《针灸逢源》中增加两个经穴,厘定十四经经穴数为361,为针灸学的传承做出了重要的贡献,也体现了他求真务实的精神。范毓䲬编订、推广《太乙神针法》,改订艾卷内特定药方,使药性更为平和,适应证更加广泛,极大地拓宽了太乙神针之法的临床应用范围,提高了其疗效,其创新精神值得我们学习。黄石屏以针灸治疗内外科及疑难病症,身体力行发扬传统医学,为针灸事业的推进与发展做出了不可磨灭的贡献,体现了他勇于担当,不畏挫折困难的精神。

一、教学目标

1. 知识目标　了解张璐、赵学敏、吴师机、李学川、范毓䲬、黄石屏等清代医家的生平及其从医经历,理解各位医家的学术思想,掌握相关经典理论知识,能够熟练阐述各位医家在针灸学术方面的贡献。

2. 能力目标　掌握张璐、赵学敏、吴师机、李学川、范毓䲬、黄石屏等清代医家的针灸操作技法与临床应用特点,培养中医针灸思维,能够将所学知识与临床实践相结合,提高临床应用能力。

3.思政目标 树立正确的人生观、价值观,坚定理想信念,培养学生的家国情怀、科学精神,注重中医传统思维能力、人文关怀、职业道德与个人素养的提升,增强文化自信,建立学生的专业自豪感。

二、相关知识板块的思政元素分析

(一)政治认同(理想信念)

理想信念是人们的精神支柱,是团结奋斗的精神旗帜。如本章所选医家张璐自叹才疏学浅没有经国之才以救民于水火之中,于是专心于医学,换一种方式实现自己的"济世"愿望,通过学习医家坚守理想信念的精神,能够激发和引导青年学生的政治认同。

(二)家国情怀(爱国主义、民族复兴、服务人民、心怀天下)

通过了解各位医家的生平,有利于培养学生的家国情怀。如黄石屏不分国界,弘扬中医药的爱国主义精神和民族复兴的责任感;吴师机服务人民,一视同仁,慷慨施治;范毓𬭚虽武举为官,但心怀天下,推广太乙神针法,让更多民众从中受益等。他们的家国情怀为后世留下了宝贵的精神财富。

(三)科学精神(严谨求实、探索精神、创新精神、实践精神、批判精神)

针灸医学作为中医学的一部分,其发展与创新离不开科学精神。通过学习本章所选医家张璐、赵学敏对待学术严谨求实、积极探索的精神;吴师机、范毓𬭚结合实践、勇于创新的精神;以及李学川求真务实的批判精神等;能够激发学生对科学精神的认同和追随。

(四)中医传统(针药并用、大医精诚、整体观念、辨证论治)

中医学拥有自身独特的优势与特色,如针药并用、大医精诚、整体观念、辨证论治等,这些思想理论不仅指导中医学子的临床诊治,且能潜移默化提升其思想境界。如赵学敏在重视针灸施治之余,收集整理民间医药知识并汇编为《串雅内外编》一书,同时注重中草药的收集、整理、研究并写成《本草纲目拾遗》;范毓𬭚在戎马之际仍精研医术,一心向民的大医精诚之心;吴师机"内外治殊途同归之理"所蕴含的整体观念与辨证论治思维等;通过对各位医家的学习,能够培养学生的中医传统思维。

(五)人文关怀(正确对待他人、正确对待挫折)

作为一位医者,在精进医术的同时也应注重人文关怀。如本章所选医家张璐认为对待患者要"以利济为任",尽力施救;吴师机面对诋毁与挫折,并不以为意,而是正确对待挫折,坚持实践并尽心施治。通过学习本章内容,学生可以习得如何正确对待他人,如何正确对待挫折。

(六)职业道德(服务群众、奉献社会)

无论选择何种职业,都应恪尽职守。如本章所选医家吴师机对待患者不论贫富,一视同仁,曾一月中治疗多达二万余人次;李学川博采众长,发挥己创,并之应用于临床实践。通过了解各位医家的生平,能激励学生服务群众,奉献社会,养成良好的职业道德。

（七）个人素养（修身养性、陶冶品行、涵养道德）

古代医家不仅精研医术,还习读圣贤之书,养成了良好的个人素养。如黄石屏、张璐在习医同时修身养性、陶冶情操,注重涵养道德,这些医家以身作则,凸显出个人素养的重要性,也感召青年人不断进步。

（八）文化自信（传承精华、守正创新）

学习医家的针灸学术思想和著作,能激发学生的文化自信,巩固文化认同,引导学生自觉传承精华、践行守正创新。如本章所选医家范毓𬣙心怀天下,通过推广太乙神针法,让更多民众从中受益,且亲身实践,修订针法内容,继承创新、传承精华,将艾灸法发扬光大。通过学习本章所选医家传承精华、守正创新的精神,能够提升学生的专业自信与文化自信,培养学生的传承与创新能力。

案例一　张璐　以天下民为己任

一、案例

张璐,字路玉,号石顽老人,长洲人。张璐出身于官宦世家,自幼聪颖好学,勤勉读书,希望能步入仕途实现自身修齐治平的理想抱负。张氏同时也对医学有浓厚的兴趣,在其《张氏医通》自序中载"余自束发授书以来留心是道",在学习儒学之余也常研习医术。张氏曾取得科举考试的成功,然而生不逢时,崇祯十七年明朝灭亡,张璐仕途之路落空,为避战乱迁居"灵威丈人之故墟",即洞庭西山林屋洞一带。面对乱世,张氏自叹才疏学浅没有经国之才以救民于水火之中,只有专心于医学,换一种方式实现自己"济世"的愿望。于是,他隐居在洞庭山中十五年,苦读医书、精研医道。《张氏医通》序云:"专心医药之书,自岐黄迄近代方法,无不搜览;金石、鸟兽、草木,一切必辨其意,澄思忘言,终日不寝食,求析其终始。"

顺治十六年,张璐回归故园开设医馆,张氏在行医及治学中善于博采众长,不论古代圣贤还是近世大家,从来不偏执一家之言,而是广泛搜集博览,从多方面吸取各家的优点长处,并贯以自己的经验与感悟,在临证时能灵活思考,以辨证施治为原则。其著作《张氏医通》中载有石顽医案一百二十八则,这些医案均体现出张氏在诊断、治疗上的特色。张氏同时也具有高尚的医德修养和职业素养,在其文章《石顽老人医门十戒》中,张璐认为对待患者要"以利济为任",尽力施救;同时反对当时社会同道之间相互诽谤和自私保守的风气,提倡广交同道、切磋医术,以互资相长。张氏以其高超的医术、渊博的学识和高尚的人格、医德而享誉吴中,被誉为"国手",与喻昌、吴谦并称为清初医学三大家。

在医学著作方面张璐认为当时医学界"医书愈多,医学愈晦""诸家各殊,恒不能一",令初学者无所适从,如何在这些典籍中找到医学理论的精髓所在,如何让学医者掌握真正的医学知识,是摆在众多医家面前的一个难题。于是张璐将其整理多年的医学笔记(取名为《医归》),参考自《内经》以来至清初的130余种医籍、经过数十年的修订,进行了数十次的修改后,于康熙十四年将《医归》刊行于世,并将书名改为《医通》(又名《张氏医通》)。《张氏医通》是以辨证论治为主治疗内、外、妇、儿等各科疾病的综合性医书,是张氏学术思想的代表作。同年张氏还刊行了药物学专著《本经逢原》。除此之外张氏对伤寒与杂病颇有研究,认为伤寒与杂病是既可分而又不可分,他反对"伤寒以攻邪为务,杂病以调养为先"的世俗之见,认为攻邪、调养在各类病中均有侧重,两法在伤寒与杂病中可以互相应用,张氏编纂了《伤寒绪论》《伤寒缵论》,是其在伤寒学方面的成就,也是中医传统和守正创新的精神体现。除此之外,张氏还著有《诊宗三昧》,全面深入地分析了脉学理论,在医学界具有较大的影响。

除著书外张氏还非常重视医学教育,培养了众多医学人才,甚至在其年逾古稀行走不便之时仍"跌坐绳床"耳提面命为弟子答疑解惑。张氏的四个儿子对医学都有涉猎,其弟子门人有十人之多,后世私淑弟子则不计其数。

二、教学设计与实施过程

课堂采用导入法、启发式教学法、互动式教学法和案例教学法等。多种教学方法相结合,以学生为主体,教师为主导,营造一种良好、平等的教学环境,进而激发教学双方的主动性和探索性,从而提高教学质量,增进学生对张璐学术思想及仁心仁术的理解与体验。

在课堂开始后先通过中国中医科学院唐由之教授曾用金针治疗毛泽东主席白内障的医案故事,引出本节要介绍的医家张璐。通过介绍处于乱世之中的张璐为实现自己"济世"的愿望而弃绝科举励志岐黄的故事,使学生对张璐心怀天下、服务人民的理想信念和家国情怀有更直观、更深刻的理解。通过设置探究张璐的学术成就、针灸学说内容以及根据教材内容结合案例能够彰显医家怎样的精神的一些问题,组织课堂讨论,激发学生主动探索的兴趣,根据学生的发言,给予正向的反馈,引导学生学习张璐的针灸学术思想,了解张璐对后世中医学发展做出的巨大贡献,进一步学习张璐精勤不倦、传承精华、守正创新的精神以及高尚的医德医风。

三、教学效果

1. 教学目标达成度　本节课通过教学内容的讲授与课堂上导入法、启发式、互动式与案例教学法,帮助学生了解张璐的生平,熟悉张璐的著作,并了解其针灸学术思想对后世的影响;同时融入相对应思政元素,培养学生的传承与创新精神,提高学生主动钻研能力;通过课堂讨论与提问的方式,实时掌握学生对知识的理解程度,引导学生深入思考,教学目标达成度较高。

2. 教师反思　本节课通过引导学生对张璐的故事及针灸学术思想进行相关探讨,发现多种教法综合运用具有一定优势,其中互动式的教学能够提高学生的课堂参与度,特别是认真对学生的发言进行肯定,更能激发学生对课堂的热情,使学生掌握基本知识,树立正确的价值观,获得更好的发展。

3. 学生反馈　课堂上通过张璐的案例故事对医家有了更深入的理解,加强了对教学内容之间的体悟,课堂互动提高了学习的主动性与积极性,不仅增强了对张璐针灸学术思想的理解与掌握,同时有助于引导树立正确的人生观与价值观,坚定理想信念。

（奥晓静）

案例二　赵学敏　不悖于古,而利于今

一、案例

赵学敏,字恕轩,号依吉,钱塘人。赵学敏生长于官宦之家,其父曾任永春司马,迁龙溪知县。乾隆年间下沙大疫,其父延医合药,赖以生者数万人。其父晚年得二子,希望学敏业儒而仕、其弟学楷业医。学敏自幼年广阅博览,但无意功名,尤对医药感兴趣,潜心研读,每有所获即汇抄成帙,《利济十二种总序》载有:"忆自髫龄性好博览,凡星历医卜方技诸学,间亦涉历之,意有所得,即欣欣忘倦,钞撮成帙纳之箧,久而所积溢箧外,束庋阁上,累累几千卷。"此外赵氏广泛采集各种药物,并将一些草药在自家药圃中栽培、观察、试验,并且经常出入家中药铺进行学习实践,经过多年学习积累,赵氏开始行医治病、济世利人,并逐渐成为当地名医。

赵氏认为学无高低贵贱之分,亦无门派流俗之偏。在其行医过程中发现在民间蕴藏着非常丰富的医药知识,存在许多医书上没有记载但确有疗效的奇方,他指出"走方医中有顶、串诸术,操技最神,而奏效甚捷",但是这些民间的医药知识却得不到人们的重视。为使具有"贱(药价贱)、验(奏效快)、便(来得易)"特点的民间走方医药能为更多的劳动人民服务,赵氏经过多年收集整理将民间医药知识汇编成书,取名《串雅》,登上了中医药的"大雅"之堂,是中国医药史上第一部走方郎中的医学专著。《串雅》一书共收载九百余方,赵学敏以"可济于世""不悖于古,而利于今"为其收录民间医药经验的指导思想,且大多方药都是经过其亲自临床实践和反复验证整理总结出来的。

在整理民间验方的同时,赵学敏也十分重视中草药的收集、整理、研究,经过三十多年的努力写成了《本草纲目拾遗》。该书共收载药物921种,较李时珍的《本草纲目》新增录716种,这些新增药物的用法、治验的来源大致分为三类:一是赵氏亲自走访,向广大劳动人民求教而获得;二是来源于记载民间医药的珍本、秘本和抄本;三是源于亲身实践。赵氏认为"草药为类最广,诸家所传,亦不一其说,予终未敢深信,《百草镜》中收之最详,兹集间登一二者,以曾种药圃中试验,故载之。否则,宁从其略,不敢欺世也",并且以"拙集虽主博收,而选录尤慎。……必审其确验方载入,并附其名以传信。若稍涉疑义,即弃勿登"为其选录药物的原则。赵氏同时还在书首列"正误"篇,纠正了《本草纲目》中的误记和疏漏。

二、教学设计与实施过程

课堂采用导入法、启发式教学法、互动式教学法和案例教学法等多种教学方法相结

合,以学生为主体,教师为主导,营造一种良好、平等的教学环境,进而激发教学双方的主动性和探索性,从而提高教学质量。

在课堂教学实施初始,先通过走方医治疗疾病的医案故事,引出本节要介绍的医家赵学敏。通过介绍赵学敏家世以及其无意仕途、潜心研习中医药以济世救人的故事,使学生对赵学敏服务人民、心怀天下的家国情怀和勤勉治学、严谨求实的学习态度有更直观、更深刻的理解和感悟。

通过讲授赵学敏走访走方医及人民群众,整理民间医药并完成《串雅》《本草纲目拾遗》的撰写过程,体现赵氏"学无高低贵贱之分,门派流俗之偏",让民间医学登上"大雅之堂"的实践精神和革新精神。启发、引导学生学习赵氏严谨求实、注重实践的精神,立志从事中医药的研究工作,关心劳动人民的生活疾苦,尊重患者,在实践中体悟"医本期于济世""不悖于古,而利于今"服务人民、心怀天下的家国情怀。

通过设置探究赵学敏的学术成就、针灸学说内容以及根据教材内容结合案例能够彰显医家怎样的精神等一些问题,组织课堂讨论,激发学生主动探索的兴趣,根据学生的发言,给予正向的反馈,引导学生学习赵学敏的针灸学术思想,了解赵学敏对后世中医学发展做出的巨大贡献,进一步学习赵学敏精勤不倦、传承精华、守正创新的精神以及高尚的医德医风。

三、教学效果

1. 教学目标达成度　本节课通过教学内容的讲授与课堂上导入法、启发式、互动式与案例教学法,帮助学生了解赵学敏的生平,熟悉赵学敏的著作,并了解其针灸学术思想对后世的影响;同时融入相对应思政元素,培养学生的传承与创新精神,提高学生主动钻研能力;通过课堂讨论与提问的方式,实时掌握学生对知识的理解程度,引导学生深入思考,教学目标达成度较高。

2. 教师反思　本节课通过引导学生对赵学敏的案例故事及针灸学术思想进行相关探讨,发现互动式的教学能够提高学生的课堂参与度,特别是认真对学生的发言进行肯定,更能激发学生对课堂的热情,有助于学生掌握基本知识,树立正确的价值观,获得更好的发展,要做好这一点就需要提前对课堂探讨内容进行设计与构思,同时应当注意要给予学生主动思考的时间与空间。

3. 学生反馈　课堂上通过了解赵学敏的案例故事对医家有了更深入的理解,加深了对教学内容之间关系的理解,课堂互动提高了学习的主动性与积极性,增强了对赵学敏针灸学术思想的理解与掌握,同时有助于引导树立正确的人生观与价值观。

(奥晓静)

案例三 吴师机　外内同治显神效

一、案例

吴师机,原名安业,字尚先,晚年亦署杖仙,自号潜玉居士,浙江钱塘人。平生淡于功名,工于书法,兼治医学。咸丰三年,吴师机为避战乱,与母亲一起迁至泰州东北乡俞家垛村,常见"不肯服药之人"与"不能药之证"以及无钱医治者,唯有听之任之,见到一般医师用内服药不当,造成事故者,吴师机不忍坐视不救,开始自制膏药为人治病。如用外治处理,既可解决服药的困难,治而不效,也不致造成坏证,由于外治法具有"简、廉、验"的优点,又可避免内服药物引起的不良反应,因此很受病者的欢迎,据载每日求治者有百人之多。其弟官业曾生动地叙述了当时患者的待诊情况:"凡远近来者,日或一二百人,或三四百人,皆各以时聚……拥塞于庭,待膏之救,迫甚水火"(《理瀹骈文·官业序》)。

吴师机行医数十年,总结自己临证经验,并吸收前人和古典医籍中有关外治法的论述,数易其稿,撰成外治疗法巨著《理瀹骈文》一书。此书原名为《外治医说》,后取所谓"医即是理,理即是意;药即是瀹,瀹即是养"之意,而更名为《理瀹骈文》。他用外治法统治内外诸疾,在当时曾经遭到一些人的异议和轻视,但吴师机并不以为意,面对诋毁与挫折,认为使用外治法,不仅与内治有殊途同归之妙,并且还有一定的理论根据,他提出:"凡病多从外入,故医有外治法。经文内取、外取并列,未尝教人专用内治也。"吴师机认为,外治用药是通过经络而达于体内,亦可同内治法一样,根据不同的病理变化,辨证施治,他说:"外治之理,即内治之理,外治之药,亦即内治之药,所异者法耳。"也就是说,因其病因、病机相同,辨证相同,用药亦可相通,所不同者只是给药的方法和途径而已。例如,外科疾病,阳证宜内服清凉药物,而外敷亦需黄连、蒲公英等清凉之品,此即谓"热者寒之";阴证宜内服温经散寒药物,而外敷亦需桂枝、鹿角霜等温热之品,此即所谓"寒者热之"。

吴师机医德高尚,治学严谨,他告诫为医者当尽其心,不论贫富,一视同仁,尤其是穷苦病家,应尽力周济。至于自制膏药,也强调虽无人见,亦不可自失其真,更不可乘人之急,挟货居奇,因而吴氏深受病家爱戴。吴师机与亲友共同集资开设存济堂药局,专以膏药免费施治,病人闻声蜂拥而至,以致该局曾在一个月中,治疗多达二万余人次。所著《理瀹骈文》一书,是他历时十二载,易稿十余次而完成的经验荟萃,是我国第一部外治法专书。该书由略言、续增略言、正文、膏方等部分组成,阐述了"内外治殊途同归之理"及膏方的制法、使用和治疗范围,是一部以膏药为主并包括多种外治方法的外治专著,对发展中医外治学做出了贡献,因而吴氏被人尊称为"外治之宗"。

由以上案例,我们可以看出吴师机一心为民、服务群众的职业道德素养,并且善于在实践中发现问题,能结合前人经验守正创新,倡导外治之法,继承创新、发扬光大了中医学的外治法。其"外治必须内治者,先求其本,本者何? 明阴阳,识脏也"之说,也是整体观念、辨证论治、调和阴阳的中医传统体现。

二、教学设计与实施过程

本节课采用探究式教学法和启发式教学法,探究式教学是指学生在教师的引导下,以课堂为主要的活动场所,以学生自主探究和合作学习为形式,以教材为基本探究内容,以学生周围世界和生活实际为参照对象,让学生自主质疑、探究、讨论问题,并运用自己已有知识和经验去解决实际问题的一种教学形式;学生主动参与学习的教学策略比传统的被动教学策略能取得更大收获,学生对探讨主题会有更深的理解和认知。启发式教学是一种符合现代课程教学模式改革要求的教学理念,它要求教师在教学工作中针对特定教学目标,依据课程中的理论规律,以学生为主体,从学生的认知能力、思维水平等实际情况出发,运用多种启发式的教学手段,引导学生开启思路,积极、主动地获取相关知识,对于培养针灸推拿专业研究型人才具有重大意义。

课堂开始可通过创设情境的方式引出教学主题,引导学生探究外治法,让学生分析外治法包含的内容以及与内治疗法的区别,从而引出本节要介绍的医家吴师机,介绍其生平,如何成为外治专家,适时引入以上案例,让学生认识到,要成为一名大医,不仅要受到来自周围环境的深刻影响,更重要的是要怀有一颗仁爱之心,恪守职业道德。组织学生讨论关于外治法的理论依据,以及外治、内治相结合应用的优势,引导学生不仅仅从课本上了解医家的生平及其相关学术思想,更重要的是通过挖掘医家的学术思想,让学生真正体会古人的读书经历和成就一代名医的孜孜不倦的追求过程,进一步学习吴师机不惧挫折、一心为民、勇于创新及坚定传承的精神,拓展学生的思维,培养学生的情怀,增加学生的课堂体验感。

三、教学效果

1. 教学目标达成度　本节课通过教学内容的讲授与课堂上探究式与启发式的教学,帮助学生了解吴师机的生平,熟悉吴师机的著作,了解其针灸学说对后世的影响。融入相对应思政元素,培养学生的传承与创新精神,提高学生主动钻研能力。通过课堂讨论与提问的方式,实时掌握学生对知识的理解程度,引导学生深入思考,教学目标达成度较高。

2. 教师反思　通过运用启发式结合探究式教学发现,学生在对于通过创设情境的方式引出教学主题时,需要指导和准备,说明学生从被动接受知识转变为主动学习探究,必须经历训练过程,教师在讲授各家针灸学说课程时,要善于运用多种教学方法,尤其要查阅大量相关文献、案例补充学习内容,真正做到博采众长,旁征博引,承前启后,带领学生开展合作探究,同时帮助学生树立正确的价值观,培养学生的家国情怀,增强学生的职业道德、人文素养和文化自信。

3. 学生反馈　主动参与到整个教学过程,尤其对相应案例产生出非常浓厚的兴趣,要比单纯学习课本内容更加认真努力,对于课堂老师提供的问题,能深入探讨,并反思自己学习的不足,充分发挥主观能动性。通过本节课的学习,对吴师机的生平和学术理论有了更进一步的了解,同时增强了对经典理论的热爱与重视。在掌握专业知识的同时,利于自身价值观的塑造。

（王银平）

案例四　李学川　针药并举,左右逢源

一、案例

李学川,字三源,别号邓尉山人,清代针灸名医。他所生活的时期,针灸由兴盛逐渐走向衰退。李学川感慨当时轻视针灸的社会风气,提出针灸与方药可以左右逢源,才能使得医者在临证时能够更加全面诊治。李学川在嘉庆二十年,综合《灵枢》《素问》《针灸甲乙经》经穴的异同,并参考伤寒杂病方书而著成《针灸逢源》。

《针灸逢源》不但探寻了《灵枢》《素问》等古籍所述的医学源流,而且汇集了以往各家针灸学术思想的精华,考订了一些经穴的错误,总结了清代中期以前针灸学的理论与实践,对后世针灸学的发展产生了一定的影响。李学川强调针灸与中药配合,在序言中说:"知汤液而不知针灸,是知人有脏腑而不知有经络毛腠也,知针灸而不知汤液,是知人有经络毛腠而不知有脏腑也。"指出了"自《周礼》有疾医、疡医之分,而医之内外始判。然吾观古者以汤液治内,以针灸治外,理本同条而共贯,事实相济以有成"的传统,强调"人身内而脏腑,外而经络毛腠,不过一气一血相为流贯,故病有内有外,有由外及内,有由内达外,循环无端,息息相通",故"余之为此书……意在通内外两家之筏,而使之左右逢源,会归一致。"这就从医理上阐明了针、药并举的必要性,对未来针灸学的复兴具有重要的参考价值。在卷五的病症治疗部分,多处体现这种思想,如在"半身不遂"的治疗中,强调"各随其经络针灸之,兼用药补血养筋方能奏效";并在卷六中附汤药处方,以助针灸之治。除了针药并举外,他还根据具体情况同时施以灸法和推拿以提高疗效。《针灸逢源》刊行后流布甚广,"江左医家咸奉为圭臬",对后世医学理论的发展产生了深远的影响。

在临床施治方面,李学川主张"因证以考穴,按穴以施治,先洞悉乎致病之由,而后巧施其针灸之术",即治病之前,应先明悉病症的病因病机,然后决定取穴及施术方法;医者应根据病症的需要,针灸、汤液并用,以臻左右逢源之境。全书辑编、引用医籍多部,涉及源文献八十余种,对经络、腧穴、针灸法、内外妇儿各科疾病病因病机、选用疗法、证治与调摄、禁忌等加以全面阐述。书中还编纂"症治要穴歌",厘定十四经经穴数为361,使之"以为永制",可见在《针灸逢源》的辑撰上,李学川积终身之力,广征博采,继承众长,稽考核校,纠偏证讹,纵横捭阖,发挥己创,为针灸学的传承做出了重要的贡献,也体现出心怀天下、服务人民、求真务实的精神。

二、教学设计与实施过程

讲授本节课的目的不仅仅是让学生掌握每位医家的学术思想与学术特点,更重要的是通过学习历代医家的生活背景、成长经历,让学生主动思考医家形成学术思想的过程,从而总结其学术经验、临床特点及其对后世医家的影响,丰富所学的理论知识和基本技能,从中汲取经验教训,为教学、临床和科研提供借鉴和参考。

本节课采用探究式教学法和启发式教学法,探究式教学是指学生在教师的引导下,以课堂为主要的活动场所,以学生自主探究和合作学习为形式,以教材为基本探究内容,以学生周围世界和生活实际为参照对象,让学生自主质疑、探究、讨论问题,并运用自己已有知识和经验去解决实际问题的一种教学形式。相比传统的被动教学策略,学生主动参与学习的教学策略能取得更大收获,学生对探讨主题会有更深的理解和认知。启发式教学是一种符合现代课程教学模式改革要求的教学理念,它要求教师在教学工作中针对特定教学目标,依据课程中的理论规律,以学生为主体,从学生的认知能力、思维水平等实际情况出发,运用多种启发式的教学手段,引导学生开启思路,积极、主动地获取相关知识,对于培养针灸推拿专业研究型人才具有重大意义。

本节课开始前两周,发布学习任务。例如"《针灸逢源》与其他针灸文献定位差异",让学生以小组为单位,分工查找相关资料,最后整理成文,以课堂作业的形式汇报,并适时展开讨论,围绕李学川为针灸所做贡献的生平,创造一个融合客观实体和主观感受的情境,让学生置身其中,通过对相关经典案例的阐释与演绎,促使隐性知识与显性知识的不断转化。在这个过程中,始终以学生为主体,尊重学生的自主性。教师更多充当的是"旁观者",积极融入但不干预学生的选择和创作,并在合适的时机给予一定的指导与启发。针对每一个故事情节,老师以启发式提问,让学生自己挖掘思政元素,深刻领会李学川良好的针灸素养以及治学严谨的学术风范。在课堂汇报及讨论的过程中,学生团队出现任何问题都可以和老师及时沟通,探索解决方法。

三、教学效果

1. 教学目标达成度 本节课通过教学内容的讲授及课堂上探究式与启发式的教学,帮助学生了解李学川的生平,熟悉李学川的著作,并了解其针灸学说对后世的影响;同时融入相对应思政元素,培养学生的传承与创新精神,提高学生主动钻研能力;通过课堂讨论与提问的方式,实时掌握学生对知识的理解程度,引导学生深入思考,教学目标达成度较高。

2. 教师反思 通过运用启发式结合探究式教学发现,应对学生查阅文献的方法进行指导,有一个训练过程。作为教师,在讲授各家针灸学说课程时,要善于运用多种教学方法,尤其要查阅大量相关文献、案例补充学习内容,真正做到博采众长,旁征博引,承前启后,带领学生开展合作探究,同时帮助学生树立正确的价值观,培养学生的家国情怀,帮助学生体悟科学精神、实践精神,增强文化自信。

3. 学生反馈 对于相应案例兴趣浓厚,要比单纯学习课本内容更加认真努力,对于课堂老师提供的问题,能深入探讨,并反思自己学习的不足,充分发挥主观能动性。通过本节课的学习,对李学川的生平和学术理论有了进一步的了解,同时增强了对经典理论的重视,在掌握专业知识的同时,还有利于自身人生观、价值观的塑造。

（王银平）

案例五 范毓馪 "太乙神针"传后世

一、案例

范毓馪,字培兰,清代人,"雍正间,粤东潮州总镇范公毓馪号培兰者,留心寿世,遍阅方书","后得太乙神针法,范公心窃善之,随择吉依法制造,每遇人有风寒暑湿,痼疾沉疴,治之无不奏效。即多制药针,详列症治,遍送亲朋。"最早记载太乙神针的古医书为清康熙五十六年韩贻丰所撰的《太乙神针心法》。韩氏此书在雷火针的基础上,加减了一些药物,正式命名为"太乙神针"。但韩氏之书流传不广,不为医界所熟知,并未形成一定影响,因此太乙神针未能得以推广应用。范毓馪自康熙三十五年后,为平定准噶尔叛乱,多次向朝廷捐献军饷,介休在清朝属汾州府制下,韩贻丰任汾州府同知,筹集钱粮乃其职责之一,因此得与范氏交往,并传太乙神针法与其兄弟范毓馨,范毓馪又从中学得此法,带往潮州,推广各地。于戎马倥偬之际,留心医药,为人治病,尤其是编订、推广《太乙神针法》,他改订艾卷内特定药方,由周雍和编成《太乙神针附方》1卷,周雍和在序中说:"治病之神与去病之速,莫若针灸。弟针砭之法,有用铁针者,有用金石者,有用艾灸灯灼者,种种不一,虽有急救之功,恐伤肌肤……惟有雷火针一法,针既非铁,且不着肉,最为善治,但考其药品多用蜈蚣、乌头、巴豆等药,率皆猛烈劫制,倘遇孱弱羸怯之躯,贻害不免,每为踌躇,适有道友踵其署而传其秘,号曰太乙神针,制同雷火法,而药皆纯正,且用法隔布七层,不伤肌肉,非若铁针与艾灸者令人彷徨畏惧也……每遇人有风寒暑湿痼疾沉疴,治无不效。""太乙神针"法及《太乙神针心法》从此才为世人所知,并累加刊刻,流布四海,惠泽民生,影响所及,直至今日。太乙神针的运用,标志着烧灼灸法向无痛灸法的转变,现代临床上使用较多的艾条灸法,就是从太乙神针的悬灸法发展而来。

"太乙神针"法,实为艾灸之一种,以灸代针,故名曰"太乙神针"。与古代的直接艾灸法相比,该法对人体肌肤的损伤小;与其他隔物灸法相比,则有安全、操作方便之长处;该法又兼用药物,可充分发挥药物与艾灸的双重作用,从而取得良好疗效,故在当时得到推广运用,有"人人和缓,家家华佗"之说。

太乙神针法虽出自韩贻丰,但知者绝少。虽不创自范毓馪,但其推广传播之功不可没。因此,没有范毓馪,就没有太乙神针法的今天。从中可以发现,范毓馪虽为富家子弟,以武举为官,但他心怀天下,一心为民,通过推广太乙神针法,让更多民众从中受益,以仁义之心福泽百姓;而且他亲身实践,修订针法内容,继承创新、传承精华,将艾灸法发扬光大。

二、教学设计与实施过程

学习本节课的目的不仅仅是掌握医家的学术思想与学术经验,更重要的是感悟历代医家形成其学术思想的过程,从其生活的时代背景、成长经历中去获取他们的学术思想与特点,因此教师在讲解过程中适时引入相关案例,让学生多角度多方面认识医家,从中汲取经验教训,为教学、临床和科研提供借鉴和参考,丰富所学的理论知识和基本技能。

本节课采用情境式教学法结合启发式教学法,情境式教学法是充分利用形象,创设典型场景,激起学生的学习情绪,把认知活动与情感活动结合起来的一种教学法。情境式教学法最直接的目的就是激发学生的学习热情,充分调动学习的积极性,化被动为主动,使学生形成良好的求知心理,主动参与对所学知识的探索发现和认知过程,体验学习的乐趣。启发式教学是一种符合现代课程教学模式改革要求的教学理念,它要求教师在教学工作中针对特定教学目标,依据课程中的理论规律,以学生为主体,从学生的认知能力、思维水平等实际情况出发,运用多种启发式的教学手段,引导学生开启思路,积极、主动地获取相关知识。

课堂起始可通过创设情境的方式引出教学主题,引出对于艾灸法的认识与理解,让学生讨论有关灸法内容,从而引出本节要介绍的医家范毓𪏝及其生平,适时引入以上案例,让学生深刻认识到,只要心系百姓健康,怀有一颗仁爱之心,也能在医学领域做出一番成就,并组织学生讨论关于太乙神针法的理论依据,以及其他灸法与本法的区别与联系,引导学生不仅仅从课本上了解医家的生平及其相关学术思想,更重要的是通过挖掘医家的学术思想,让学生真正体会古人的读书经历和成就一代名医的孜孜不倦的追求过程,进一步学习范毓𪏝一心为民、传承创新发展的精神,拓展学生的思维,培养学生的情怀,增强学生的课堂体验感。

三、教学效果

1. 教学目标达成度　本节课通过教学内容的讲授及课堂上情境式与启发式的教学,帮助学生了解范毓𪏝的生平,熟悉范毓𪏝的著作,并了解其针灸学说对后世的影响;同时融入相对应思政元素,培养学生的传承与创新精神、科学精神、实践精神。提高学生主动钻研能力。通过课堂讨论与提问的方式,实时掌握学生对知识的理解程度,引导学生深入思考,教学目标达成度较高。

2. 教师反思　教师在讲授各家针灸学说课程时,要善于运用多种教学方法,尤其要查阅大量相关文献、案例补充学习内容,真正做到博采众长,旁征博引,引导学生融入情境,同时帮助学生树立正确的价值观,培养学生的家国情怀,增强文化自信。

3. 学生反馈　对于相应案例产生非常浓厚的兴趣,要比单纯学习课本内容更加认真努力,对于课堂老师提供的问题,能积极深入探讨,并反思自己学习的不足,充分发挥主观能动性。通过本节课的学习,对范毓𪏝的生平和学术理论有了更形象的了解,在掌握专业知识的同时,体验到医者仁心与科学精神,利于自身价值观的塑造。

（王银平）

案例六 黄石屏 金针济人无国界

一、案例

黄石屏,名灿,号石屏,清江人,著有《针灸诠述》。黄石屏所处的时代,正是针灸学蒙难之际,他不遗余力地倡导针灸治疗,认为"针灸一科,不绝如缕,西医以剖割诩,东医以注射诩,各挟手术以傲中医,针灸为国粹所关,不提倡保存之,将见中医受东西医淘汰。是针灸疗个人之疾苦,责尚轻;而系全国之光荣,比任弥重。"他不用药石,只以针灸治疗内外科及疑难病症。

黄石屏以金针济人,不止为中国人治病,也为外国人治病。谢叔元在序中谈道:"余苦末疾,五年于兹……至全身牵掣,动转为难,历经中外多医药无少效,因念此非少林内家功法不为功,遍向方外觅医,迄不可得……今年夏,忽有江西石屏先生应粤人陆成章之请来闽,同邑刘铁侯丈,曾与先生同官,稔知凤精针灸,以书致余,约同往谒,并代乞诊焉,余得书甚喜,亟随丈往,至则先生切脉辨证,不问而详,为余连针三次,诸苦尽去。背渐直,立渐稳,行渐开展,不跛蹩,坐卧渐安……去无病不稍远矣……计自到闽,不及旬日,经先生针者四百余人,以余目击,聋者聪,瞎者明,偻者直,蹇者驰,干咳久疝者立愈而安平……最于吾国医界生色,则医愈英商李那路、罢兰二人腿患耳,据李那路云,昔在伦敦医治,曾经彼国多医,费金五千,患卒如故,而先生均以一针愈之,风声远播,中外欢颂,是岂非吾国人之光耀者耶?"黄石屏的医术超越国界,为国医争光。体恤患者,不分尊卑贵贱,彰显其深厚的爱国敬业之心与道德素养,感人肺腑。

黄石屏挂牌坐诊为自己立下三条规矩:随到随诊,不分昼夜;诊金从低,从不计较;贫病送诊,一概免费。他妙手回春的医术和高尚的医德让人们称颂一时。

由以上案例可见,黄石屏心怀天下,不分种族,以仁义之心救助百姓,他所处的时代针灸事业处于湮没不彰、守旧不前的不景气局面,没有得到应有的发展,黄石屏身体力行发扬传统医学,尤其是针灸治疗,为针灸事业的推进与发展做出了不可磨灭的贡献,更是迎难而上,勇于担当,不畏挫折困难的精神体现。

二、教学设计与实施过程

本节课采用情境式教学法结合启发式教学法。情境式教学法是充分利用形象,创设典型场景,激起学生的学习情绪,把认知活动与情感活动结合起来的一种教学法。情境式教学法最直接的目的就是激发学生的学习热情,充分调动学习的积极性,化被动为主动,使学生形成良好的求知心理,主动参与对所学知识的探索发现和认知过程,体验学习的乐趣。启发式教学是一种符合现代课程教学模式改革要求的教学理念,它要求教师在教学工作中针对特定教学目标,依据课程中的理论规律,以学生为主体,从学生的认知能力、思维水平等实际情况出发,运用多种启发式的教学手段,引导学生开启思路,积极、主动地获取相关知识,对于培养针灸推拿专业研究型人才具有重大意义。

本节课开始前两周,发布学习任务,提供以上案例,在其基础上,让学生收集黄石屏相关资料,利用幻灯片形式,进行合理的情境创设,可以是讲故事的方式也可以拍成微视频,方式多样化,围绕黄石屏为针灸所做贡献的生平,创造一个融合客观实体和主观感受的情境,让学生置身其中,通过对一个个经典案例的阐释与演绎,促使隐性知识与显性知识的不断转化。在这个过程中,始终以学生为主体,尊重学生的自主性。教师更多充当的是"旁观者",积极融入但不干预学生的选择和创作,并在合适的时机给予必要的指导与启发。针对每一个故事情节,老师以启发式提问,让学生自己挖掘思政元素,深刻领会黄石屏良好的针灸素养以及心怀天下的大医风范。

三、教学效果

1. 教学目标达成度 本节课通过教学内容的讲授,应用情境式结合启发式的教学方法,帮助学生了解黄石屏的生平事迹,熟悉他的学术思想及特点。情境式教学法的应用,使学生全程参与课堂,有效地做到了课堂实时互动,活跃了课堂气氛,提高了学生间的互助合作能力,也让学生通过课前查阅文献资料,课中积极有效的参与,坚定了学习中医的思想,培养学生的家国情怀和理想信念,增强文化自信。

2. 教师反思 情境式教学法的优势在于学生能从情景模拟中获得情感的认同并进而上升为价值的认同,在特定的教学情境中,让学生与医家共情,拉近了学生与医家之间的距离。教师在讲授各家针灸学说的过程中,要善于运用多种教学方法,尤其要查阅大量相关文献、案例补充学习内容,真正做到博采众长,旁征博引,承前启后,带领学生开展合作探究,同时帮助学生树立正确的人生观和价值观。

3. 学生反馈 通过本节课的学习,对黄石屏的生平和学术理论有了进一步的了解,同时增强了对针灸学术史的兴趣。在掌握专业知识的同时,体悟到心怀天下以及理想信念的意义,利于自身人生观、价值观的塑造。

(王银平)

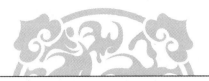

第五章　近现代针灸医家课程思政教学案例

　　新中国成立后,党和政府高度重视中医药事业的发展,把"团结中西医"作为一项重要政策,并采取一系列措施发展中医药事业,使针灸得到了前所未有的普及与提高。其中代表性的针灸医家有承淡安、鲁之俊、朱琏、陆瘦燕、孙惠卿等。

　　承淡安一生将个人命运与国家发展、民众疾苦、科学进步紧密相连,在针灸学术几近湮没之时,为复兴针灸绝学、奠基现代针灸学科呕心沥血,其为民族复兴的爱国主义情怀激励着一代又一代学子。鲁之俊明确指出针灸应当与现代西医学相融合,沿着科学化方向前进。朱琏一生都献给了祖国的统一和针灸事业,其坚定的理想信念,以及为人民服务、心怀天下的家国情怀值得我们学习。陆瘦燕在针灸惨遭歧视之时,挺身而出,与夫人朱汝功创办"新中国针灸学研究社"及针灸函授班,并亲自编写讲义,传授针灸学知识,向我们展现出爱党爱国、心怀天下的大医风范。孙惠卿开创梅花针疗法,为患者解决多种病痛,勇于创新,服务人民的精神影响深远。

一、教学目标

　　1. 知识目标　了解承淡安、鲁之俊、朱琏、陆瘦燕、孙惠卿等近现代针灸医家的生平事迹。理解各位医家的学术思想,能够熟练阐述各位医家为针灸学术发展做出的贡献,建立中医针灸思维,达到对医家针灸学术思想的传承。

　　2. 能力目标　了解承淡安、鲁之俊、朱琏、陆瘦燕、孙惠卿等近现代医家的基本操作技法与临床应用特点,能够将理论与实践相结合,达到解决临床实际问题的目标。

　　3. 思政目标　树立正确的价值观,培养学生的政治认同、家国情怀、科学精神、文化素养、中医传统思维,重视人文关怀、职业道德及个人素养的提升,增强文化自信,建立学生的专业自豪感。

二、相关知识板块的思政元素分析

　　(一)政治认同(共产党领导、理想信念、制度认同、政策认同)

　　本章所选医家的生平事迹和针灸学术贡献,都打下了深深的政治认同的烙印,如承淡安一生将个人命运与国家发展、民众疾苦、科学进步紧密相连;朱琏一生都献给了祖国的统一大业和针灸事业;他们毅然选择跟党走,坚持共产党领导、坚守理想信念,通过学习,激发和引导青年学生的制度认同、政策认同。

(二)家国情怀(爱国主义、民族主义、服务人民、心怀天下)

近现代针灸医家身处独特的历史阶段,他们深刻领悟到个人命运与祖国命运息息相关,通过了解他们的事迹,能激励学生向善行正,激发当代学生的家国情怀。如本章所选医家承淡安在针灸学术几近湮没之时,为复兴针灸绝学、奠基现代针灸学科呕心沥血,其为民族复兴的爱国主义情怀激励着一代又一代学子。本章所选医家心怀天下、服务人民、为民族复兴而奋斗的爱国主义精神,是一笔宝贵的精神财富。

(三)科学精神(严谨求实、探索精神、创新精神、实践精神、批判精神)

中医的传承与发扬需要科学精神,近现代针灸医家在针灸事业的发展中用自己的行动践行了科学精神的内涵。如承淡安先生在原著《伤寒论》的基础上,结合学术研究和自己的临床实践,于1956年重加校订,以《伤寒论新注(附针灸治疗法)》出版于世,该著作开针灸补注《伤寒论》条文之先河,使后学者有准则可循。通过学习本章所选医家对待学术严谨求实、勇于探索和创新、勤于实践的精神以及求真务实的批判精神,能够激发学生对科学精神的追求。

(四)中医传统(针药并用、大医精诚、整体观念、辨证论治)

针药并用、大医精诚、整体观念、辨证论治等,是中医学独特的优势。如孙惠卿潜心研究梅花针,因梅花针安全、有效、便捷,其高尚的医德和低廉的诊费,孙惠卿很快因此成名。鲁之俊编著的《新编针灸学》一书从辨证论治到辨病治疗进行了详尽的讲解,内容通俗易懂。通过本章内容的学习,能够培养学生的中医传统思维。

(五)人文关怀(正确对待他人、正确对待社会、正确对待困难)

通过学习本章所选医家的生平事迹,启发我们无论处于何种险境,要学会正确对待他人、正确对待社会、正确对待困难。

(六)职业道德(爱岗敬业、服务群众、奉献社会)

良好的职业道德是中医人长远行走的基石,通过学习本章所选内容,如承淡安、鲁之俊、朱琏、陆瘦燕、孙惠卿等近现代针灸医家表现出的爱岗敬业、服务群众、奉献社会的职业精神,能激励青年学生奉献社会,养成良好的职业道德。

(七)个人素养(修身养性、反省自新)

本章所选医家的成长经历中,不乏体现个人素养的优秀事迹,通过学习近现代针灸医家的生平事迹,如承淡安先生修身养性、反省自新的优良品格,凸显出个人素养的重要性。通过学习本章内容,有助于学生提升个人素养,不断进步。

(八)文化自信(文化认同、传承精华、守正创新)

学习近现代医家的针灸学术思想和优秀个人事迹,能激发学生的文化自信,如承淡安创办"中国针灸讲习所"传承针灸事业;鲁之俊为发展针灸确立了一条中西医结合的道路,他认为针灸治病机理与西医学中的神经理论相通,在《新编针灸学》书中破除因循守旧的惯性思维,改用现代医学理论阐述针灸医学;通过学习本章所选医家的事迹,能够提升学生的专业自信与文化自信,巩固文化认同,引导学生自觉传承精华、践行守正创新。

案例一　承淡安　复兴针灸,报效祖国

一、案例

承淡安,江苏江阴人,著名针灸医学家、中医教育家,曾任中国科学院学部委员,中华医学会副会长,第二届全国政协委员,江苏省第二届人大代表,江苏省中医进修学校(现为南京中医药大学)校长等职。承淡安创立的针灸学派,被称为中国"澄江针灸学派"。

承淡安出生于医学世家,其祖父承凤岗、父亲承乃盈以外科、幼科、种痘、针灸见长,专治小儿病及麻痘,接触的病患大多是劳动群众,诊资不计有无,所以家中经济仍很拮据。但当他目睹父亲针到病除、灸至病消时,医者仁术的思想对承淡安一生产生了深刻影响,这些学习生活的经历为他从事中医研究实践打下了基础。承淡安在父亲的鼓励和支持下,跟随瞿简庄先生学习,逐渐走上了医学道路。

民国初年,承淡安得了严重的腰痛和失眠,西药均不奏效,最终被父亲用针灸治愈,在亲身实践和体会中承淡安明白了针灸在中医学中的重要地位。承淡安在父亲的指导下白天行医,晚上读书,在长期临床实践中充分体会到针灸的临床价值,也更加坚定了他传承针灸的信心。

1929 年,承淡安在苏州望亭创办近代中医教育史上最早的针灸函授机构"中国针灸学研究社",开始了现代针灸学科模式的探索。1933 年,承淡安创办近代中国最早的针灸学刊物《针灸杂志》。1934 年承淡安只身东渡日本考察针灸现状和办学情况,并获"针灸专攻士"学衔。1935 年,承淡安携带从日本购得的人体神经图、铜人经穴图、针灸器具以及包括在中国已经失传的完整的《十四经发挥》在内的一批医学专著,带着复兴中国针灸的信心和雄心,回国后创办"中国针灸讲习所"(后更名为"中国针灸医学专门学校"),由原先的函授教育改为正规的学校教育,所有课程在日本课程的基础上增设"内经""医论"二科,在原针灸门诊基础上开设针灸医院,为学员提供见习和实习基地。

1937 年,正当他的计划不断推进时,日军侵华的飞机将学校夷为平地。不愿为日寇奴役的承淡安只能带着复兴中国针灸的心愿西迁。在避难途中,承淡安看到了满目疮痍的中国大地和流离失所的人民,在这个内向、不善言辞的青年心中,"小银针"坚定地承载了他满腔济世利民、强国兴邦的"大道义",他更希望有一个真心为民的政权来救老百姓于水火之中。他每到一地都设有短期或临时的针灸培训学习班,在川十余年,共培养针灸学员达三四百名。

新中国成立后,在党和人民政府的领导下,中医事业百废待兴。承淡安欣逢盛世,重抖精神,继续以发扬针灸学术为己任,于 1951 年在苏州恢复针灸研究社及《针灸杂志》。1954 年,江苏省人民政府任命承淡安担任江苏省中医进修学校校长一职。承淡安在针灸理论、临床、教学、科研和中医学人才培养上倾尽全部热情和力量,开创了现代中医高等

教育体系,培养了第一批现代中医高等教育的师资,为中国针灸走向世界针灸的领先地位培养了大批人才,对普及针灸的发展和培养中医人才,做出了卓越贡献。

兴办学社、弘扬针灸、开展针灸教育,是承淡安最突出的成就。承淡安一生将个人命运与国家发展、民众疾苦、科学进步紧密相连。在针灸学术几近湮没之时,为复兴针灸绝学、奠基现代针灸学科呕心沥血。在民族危亡之际,以"一把银针、一支教鞭"为实现"针灸抗日""教育报国"的宏愿殚精竭虑,实现了中医药传统师承教育模式向现代院校教育模式的转换,为现代高等中医教育模式的确立和推广做出了重大贡献。

二、教学设计与实施过程

采用互动式教学法。互动式教学就是通过营造多边互动的教学环境,在教学双方平等交流探讨的过程中,达到不同观点碰撞交融,进而激发教学双方的主动性和探索性,达成提高教学效果的一种教学方式。在课堂上营造一种良好、平等的教学环境,让学生的主体地位得到落实和凸现,不断拓展学生的思维。

授课前学生通过多媒体、书籍等多途径,积极查阅资料,获取知识,独立思考。在课堂中针对医家承淡安的生平及在针灸学领域所取得的成就及作出的贡献,组织课堂讨论。教学过程中将家国情怀、知识素养、能力培养相结合,不断激发学生学习热情和动力。

三、教学效果

1. 教学目标达成度　通过教学,帮助学生深入了解承淡安的生平事迹及在针灸学领域所取得的成就及做出的贡献,同时将教学目标与理想信念和文化自信等思政元素相融合,弘扬爱国精神。课堂教学实施中,明确学习目标,强化学生独立思考和解决问题的能力,使教学目标能够更高质量地完成。

2. 教师反思　本节课通过对承淡安先生生平及学术思想贡献的学习,激发学生的理想信念,带动提高学生解决问题的能力和克服困难的决心,使学生在掌握基本知识的基础上,扩展思维,融入思政,树立正确的人生观和价值观。在课堂的实施过程中,不断总结经验,力求设计出更高质量的教学实施方案。

3. 学生反馈　通过对本节课程的学习,对医家承淡安有了更全面、更深入的了解。通过课堂学习,提高了学习的主动性和运用现代科技获取知识的能力,树立起正确的人生观与价值观,坚定信念,勇于担当,服务人民,勤于实践,力攀科学高峰,为祖国针灸事业的发展添砖增瓦。

(张小丽)

案例二　承淡安　不拘一格，传承创新

一、案例

承淡安一生的奋斗目标，是将中国古老、传统的针灸医学发扬光大，并予以科学的解释和证实。他认为："夫西洋科学，不是学术唯一之途径。东方学术，自有其江河不可废之故，何也？凡能持之有故，言之成理者，即成一种学术。西洋科学，能持之有故、言之成理，东方学术亦能之。"

近代针灸之集大成者，首推承淡安先生。承淡安学验俱丰，是针灸届的卓越先驱，为中国针灸走向世界倾注了全部心血，被誉为中国针灸一代宗师。他虽专攻针灸，但精通经典，在继承经典的同时，不断推陈致新。在《伤寒论》原著的基础上，博采中、日医家研究的学术成就，结合自己的针灸临床实践，1956 年重加校订，以《伤寒论新注（附针灸治疗法）》出版于世。该著作开针灸补注《伤寒论》条文之先河，使后学者有准则可循。历代注释《伤寒论》者，不下百余家，但能学贯针药，以提倡和发扬针术为原则注解《伤寒论》者，则以承淡安先生为第一人。

承淡安主张针方互参，凡《伤寒论》条文有汤剂治疗者，皆补入针灸治疗之法，以方便学者采用，助药剂之不及。他认为针灸可补药物所不及，在治疗伤寒各证方面有独特而显著的疗效。再者，针灸简捷廉验，适合国情，"俾读者于仓促不及配药时择用之"。《伤寒论新注（附针灸治疗法）》全书释证 397 条，共计采用腧穴 108 个，增补针灸处方 192 条，其中包括太阳篇 114 条、阳明篇 38 条、少阳篇 1 条、太阴篇 2 条、少阴篇 19 条、厥阴篇 18 条。承淡安不仅填补了历代诸家注解伤寒之未备，还极大地丰富了《伤寒论》临证治疗方法。他认为"方有桂枝汤、麻黄汤等，而针灸法不能以某某几穴代桂枝汤或某某几穴代麻黄汤。针与灸之取穴，概以症状为定则，若以某穴能代某药，则根本不可能也"。这提示了针灸与中药虽可相互为助，但毕竟针灸与中药的治疗手段与思路有差异，需识清各自特点灵活用之。而承淡安先生的这种对针灸学术持之以恒的传承精神与锲而不舍的探索精神是值得我们当代医务工作者学习的。

近代是中医学发生重大变革的时期，针灸理论认识方法和内容都受到西医的渗透影响。承淡安衷中参西，不仅广搜历代前贤名家之论，而且兼收并蓄，大量引入西医学知识解释《伤寒论》的基本概念，病变机制，凡有助于理论之论一律采用，详加注解。他侧重从人体生理功能角度予以解释，认为"脉浮"的出现是因为"加强体内抗菌功能……血液循环加速，浅层动脉之血液充盈，故桡动脉之搏动乃见浮象"。承淡安先生吸收中西医优势，使两者互为补充，相互结合，在新的医学模式和疾病谱的变化下，把中西医学的优势最大限度地发挥。整个过程源于承淡安先生坚定的文化自信、中医自信、守正创新精神，承淡安先生为近代针灸开创出新的理论和方法，为中西医的结合提供了范例。

承淡安重功能，明医理。对《伤寒论》六经病的认识侧重从人体功能角度予以阐发补充。他认为，太阳病为"病灶在肌肤表层，神经功能兴奋，鼓舞血液向外和向上奔集，做抵

抗病邪运动"。承淡安结合人体功能予以注解,剖析入理,读来令人信服。

在灸法理论方面,承淡安重视营卫气血、脏腑经络理论的指导作用,援引现代解剖学、生理学等研究成果阐释灸法起效的原理,制订了艾灸相关标准与规范。他参照《伤寒论》条文拟定了针灸处方,其中伤寒阴证、虚证多采用灸法,还对部分杂病以及疑难重证,如中风、贫血、癌症等的艾灸治疗进行探讨,推动了近现代艾灸理论及临床应用的发展。

二、教学设计与实施过程

采用 PBL 教学法,即基于问题的学习。与传统的以教师为中心的教学模式不同,PBL 教学模式是以学生为主体的教学方法。PBL 教学法,也叫"项目式教学法",是一种通过让学生展开一段时期的调研、探究,致力于用创新的方法或方案,解决一个复杂的问题、困难或者挑战,从而在这些真实的经历和体验中习得新知识和获取新技能的教学方法。

针对医家承淡安在针灸学术领域所取得的成就及作出的贡献,授课前组织学生积极查阅文献,主动去获取知识,提升学生的积极性、主动性和解决问题的能力,使其在课堂之外便充分参与到学习过程中。在课堂授课的过程中,学生思想活跃,并踊跃发言。此外需要学生学会倾听,包容不同的意见,促进团队协作。积极鼓励一些完全不敢、不愿意表达自己观点的学生,积极表达个人观点,提升了学生的表达能力,拓展了知识层面,有助于培养学生勇于挑战的精神。

教学过程中将文化自信、中医自信、守正创新的精神与知识素养、能力培养相结合,不断激发学生学习的热情和动力,鼓励其将这种持之以恒的精神与锲而不舍的探索精神运用到未来医务工作中。

三、教学效果

1. 教学目标达成度　通过教学,帮助学生深入了解承淡安在针灸学术领域所取得的成就及做出的贡献,同时将教学目标与理想信念、文化自信及守正创新等思政元素相融合。课堂教学实施中,明确教学知识,强化学生独立思考和解决问题的能力,使其教学目标能够更高质量地完成。

2. 教师反思　本节课通过对承淡安先生在学术方面成就的学习,不断提高学生运用经典理论解决实际问题的能力,使学生在掌握基本知识的基础上,扩展思维,融入思政,树立正确的价值观,体悟中医自信、文化自信、科学精神、创新精神和爱国情怀。在课堂的实施过程中,不断总结经验,力求设计出更好的教学实施方案。

3. 学生反馈　通过对本节课程的学习,对医家承淡安在学术方面的成就及其高尚的情操有了更全面、更深入的了解。通过课堂学习,提高了学习的主动性和运用现代科技获取知识的信念和能力,在掌握基本知识的同时,树立起正确的人生观与价值观,坚定信念。

(张小丽)

案例三 鲁之俊 弘扬科学精神,促进守正创新

一、案例

鲁之俊出生于江西黎川县,是著名外科学家及针灸学家。早年任八路军军医院医务主任、院长,延安白求恩国际和平医院院长,中央卫生部中医研究院(现中国中医科学院)院长,后兼北京针灸骨伤学院与北京中医学院(现北京中医药大学)院长;1978年任中华医学会与中华全国中医学会副会长,中国针灸学会会长、名誉会长等。他力争联合国世界卫生组织支持,于1987年在北京筹建成立了世界针灸学会联合会这一国际学术组织,被全体执行委员一致推选为终身名誉主席。

鲁之俊所编著的《新编针灸学》一书,据称其底稿系早年在解放战争时期,部队学习针灸的军中教学用稿,用以指导治疗伤病员。此书于1950年在重庆人民出版社出版。

《新编针灸学》由四部分组成,上篇针灸基础理论,中篇针灸技术和下篇针灸治疗,最后为附录篇。主要阐述了八纲辨证、脏腑辨证、经络辨证和针灸治疗原则、配穴处方、特定穴的运用,以及内、外、妇、儿、五官等科常见病证的治疗,附篇"参考资料",选录了部分针灸文献、歌赋、子午流注针法和灵龟八法,供学生课外阅读与研究学习。全书从针灸基础理论到临床运用,从传统针灸到最新疗法,从辨证论治到辨病治疗进行了详尽的讲解,内容通俗易懂、简明切用。特别是书中大量引进西医学概念以表述传统针灸理论,融汇了古今丰富的针灸临床经验,是一部将中医针灸理论、西方医学知识、现代针灸临床相互密切结合,具有时代性、实用性和较高学术价值的著作。

《新编针灸学》中所提到的"科学医学",实即针灸的发展方向与最终目标。鲁之俊在书中批判了那种以"科学医自居的人"的针灸"不科学"论点,列举针灸治病简、便、廉、验的事实,肯定"它的确是一门值得重视的科学"。他说:"针灸为我国传统经验医学之一,它能解决不少疾苦,有的我们现在尚不能解决的一些疾苦,也能有卓效。对急性病很好,对于慢性也很满意……在群众中有高度信仰"。显然,这是来自反复调研与亲自体验的结论。他又说:"在群众实践中行之有好的效果,把它总结……改进,这样就是切合实际的科学理论。"他还提到"日本很为重视"、"望我们今后要好好研究,用唯物辩证的观点去批判和采用……而把中国古有医学——针灸和药物——批判吸收过来,加以科学地整理、证明,充实和提高到进步的科学医学里去",明确指出针灸应当沿着科学化方向前进。

同时,鲁之俊也承认古代针灸有"浓厚的封建迷信外衣""神秘的面孔"与"理论近乎玄学"之处,批判了那种认为针灸是尽善尽美的"国粹"而不可"改动"的错误见解,强调要"改造,改造,再改造",从而使之净化、进化而成为一门"科学医学"。科学精神的核心和精髓是批判与质疑,而鲁之俊的这种科学精神其实还包括科学态度、科学方法与科学思想。弘扬科学精神对中国现代医学来说也是非常重要的事情。而且它不仅仅是科学家、医学家需要具备的一种思维方式、一种精神状态,它应该是全体医务工作者、医学生

都该有的一种思维方式。

　　鲁之俊所提到的"刺激""神经"论,实际为发展针灸确立了一条中西医结合的道路。他在书中全部改用了西医学理论以阐述针灸医学。他认为针灸治病机理与西医学中的神经理论相通,他提到:"刺激末梢某一点,可以发生全身影响,或对远隔某一部分有影响,以现有的解剖生理知识不能解释,但与苏联最近研究的神经病理学说极为一致","与苏联的神经病理学说相符合",并举证如针后对"心脏、肠胃可使之兴奋或抑制",又如针灸可止汗、发汗,可调整脉搏,"都明显地看出对自主神经能起调整作用"。鲁之俊的刺激神经理念贯穿于《新编针灸学》全书。书中介绍了180多个刺激点(腧穴),除腧穴名称外,全部采用了现代解剖学名称,尤其突出了神经与某些血管分布,并在五幅腧穴图中标明了其具体解剖名称。此外,鲁之俊阐述腧穴作用主治也全部采用西医病名,目的在于使广大西医更易接受应用,引导针灸走中西医汇通之路。鲁之俊的理论,既呈现出一种文化自信,也呈现出守正创新。"守正"是中华优秀文化创造性发展的根基。中华文明源远流长、博大精深,是中华民族独特的精神标识,是中国文化创新的宝藏。我们全体医务工作者要以"守正创新"的精神,建立中医特色的研究体系、学术体系,为中西医结合实践提供有力理论支撑。

二、教学设计与实施过程

　　采用引导式教学法。"引导式教学"是指教师改变传统的"填鸭式"教学,实现以教师为主导、学生为主体的教学模式,运用恰当的教学手段激起学生的学习兴趣,培养学生自主学习和独立思考的习惯。课堂教学中充分调动学生的学习积极性,激发学生的学习热情,增强学生的综合素质,不断提高教学质量。

　　在课堂中通过介绍医家鲁之俊的生平和学术观点,组织课堂讨论,引导学生探究其为针灸的传承与发展所做的贡献及其彰显出的精神,激发学生主动探索的精神。并给予学生正向反馈,引导学生体悟和学习鲁之俊的学术思想和科学精神。在未来的职业生涯中不墨守成规,勇于探索,勇于担当,为中医学的发展,做出应有的贡献。

三、教学效果

　　1. 教学目标达成度　本节课通过教学内容的讲授与课堂上启发式教学,帮助学生了解鲁之俊的生平事迹,明确鲁之俊著作《新编针灸学》的组成内容,并了解《新编针灸学》的实用性和学术价值以及著作对后世产生的影响,同时将教学目标与科学精神、文化自信等思政元素相融合,积极培养学生的科学精神与守正创新精神,提高学生主动学习能力与探究能力。通过课堂教学,明确学生对教学知识的掌握程度,推动学生思考,完成教学目标任务,教学目标达成度较高。

　　2. 教师反思　本节课通过对鲁之俊生平的学习及学术思想的学习,引导学生积极思考,不断提高学生的课堂参与度,激发学生的热情,使学生掌握基本知识,树立正确的价值观。就如何更好地对课堂探讨内容进行设计与构思,今后在教学时要注意多思考,多听取学生的建议。

　　3. 学生反馈　通过对本节课程的学习,对医家鲁之俊有了更全面、更深入的了解。

通过课堂学习,认识到在学习传统中医学时,全面理解传承和创新的理念,在未来的学习和工作中,树立正确的科学精神及人生观、价值观。

（张小丽）

案例四　朱琏　敬业爱国,投身革命

一、案例

朱琏,江苏溧阳人,我国著名针灸学家,是一个将中医针灸与西医相结合而提出神经学说针灸理论的学者。新中国成立后,历任卫生部妇幼卫生司副司长,中国研究院副院长兼针灸研究所所长。

1910 年,朱琏出生于江苏省溧阳县(今溧阳市)南渡镇的一个富裕家庭中,家中有一男三女,朱琏为幼女。此时的中国正处于半殖民地半封建社会时期,朱琏父亲朱鸿茂,从小习武,性情豪爽,为人仗义。辛亥革命期间,朱鸿茂积极参加革命军,成为同盟会会员,但壮志未酬,36 岁即英年早逝。父病逝世后不久,朱琏的哥哥朱麟书也因病去世,此后家中生活窘迫,主要靠少许遗产和大姐朱瑞当教员支撑一切开支。在这种环境中成长起来的朱琏,从小就表现出了和父亲一样坚毅、豪爽、不服输的性格。

朱琏幼年便随其父修习书法、戏曲、音乐,跟随母亲识字断文。9 岁在南渡镇小学就读,13 岁小学毕业考入溧阳县立女高,十四五岁时开始和哥哥一起练习拳术与刀剑棍棒。16 岁毕业后因家中经济条件不济,到武进县夏溪小学担任国文教员,大家都称她为"小朱先生"。在此期间,朱琏还跟随当地老中医学习《本草纲目》《本草从新》《汤头歌诀》等,这也为日后钻研针灸,打下了基础。后来,朱琏通过《孙文小史》一书了解到,领导民主革命的孙中山先生最初是学医的,很受启发,于是在母亲的同意与支持下,于 1927 年到苏州志华产科学院学习。在校期间,朱琏不仅学习成绩优异,还利用业余时间阅读一些进步书刊,对于帝国主义侵略的实质、封建残余的社会制度、妇女解放等问题,有了进一步的认识。

1930 年,朱琏与陶希晋结为夫妻。1932 年,夫妻二人来到河北石家庄,朱琏在正太铁路医院当医生,丈夫陶希晋在铁路局担任文书科科员。工作期间,朱琏爱岗敬业、无私奉献、服务人民,为每一位就诊工人细心诊断、仔细检查,待工人如亲人,还到工人家中为其家属接生,给孩子看病。不久,朱琏就参加了正太铁路员工救国会,担任宣传委员。1934 年,朱琏参加了正太铁路进步青年组织的读书会,学习进步书刊和马克思主义理论。1935 年,原北平市委组织部部长刘汉平(又名张明,韩国刘等)来到石家庄,以开办日语训练班的名义在正太铁路进步职员和工人中宣传马列主义。同年冬,经刘汉平介绍,朱琏和陶希晋夫妇二人加入了中国共产党,朱琏成为石家庄第一位女共产党员。

1936 年 1 月,中共石家庄市工作委员会建立,中共直中特委也重新恢复。在这种情况下需要有一处既便于上级党组织派人来石家庄传达指示、递送文件,又便于各县党组织请示汇报工作,还便于市委、特委领导同志以职业掩护的隐蔽场所。因此,党组织要求朱琏辞掉正太铁路医院医生一职,自开诊所,作为党的活动机关和联络点。2月,朱琏向正太铁路局递交辞呈,工人们得知后联名呈请挽留,恳求朱琏留在医院里,朱琏耐心解释"请工人们放心,开诊所仍然能为大家看病"。在诊所筹备时,许多铁路工人前来出力帮忙。3月1日,"朱琏诊所"在石家庄西横街爱华里1号开业,开业当天,石家庄政要、名流、社会各界人士,还有工人等纷纷前来祝贺。从此,"朱琏诊所"就担负着"搞好医务工作、扩大社会影响、掩护党的工作"的重任。同时,"朱琏诊所"成为党组织联系、发动群众的桥梁和场所。不少党员和党的负责同志都在诊所藏过身,他们也时常以账房先生、司药员、挂号员的身份作掩护,在这里召开党的会议,从事党的地下活动,而且活动部分经费也由诊所收入来支付。朱琏还在诊所中保存党的重要文件。

1936年夏,朱琏听从市委的指示,和正太铁路扶轮音乐学院教师赵子岳,组织各阶层青年成立了歌咏队、话剧团,利用周末和节假日,到火车站、街道、军营、农村集市、庙会等地,唱抗日救亡歌曲、演戏、演讲、教驻军官兵唱歌。1936年10月,中共石家庄市委创办了书刊《北风》,陶希晋担任主编,朱琏担任特约投稿者和编辑,那时,许多稿件都是朱琏晚上编辑撰写的。为了慰劳绥远抗日将士,石家庄组织了"石家庄各界慰劳前方将士联合会",朱琏担任常务委员,负责医药、卫生和妇女工作。她说服各界人士捐钱、捐物,一些资本家太太、小姐也参加了她组织的募捐队。她带领妇女姐妹走街串巷宣传抗日的同时,还亲自登台表演唱京剧,进行募捐义演。1937年,抗日战争全面爆发后,夫妻俩的弟弟、妹妹以及侄儿都投身到了抗日救亡运动当中,并成了抗日救国会的骨干成员。

1937年9月,周恩来、彭德怀赴保定与国民党谈判,在石家庄停留期间,市委在劝业场影院门口贴出"今日请抗日将领周恩来、彭德怀讲演,欢迎大家踊跃参加"的海报,这场隆重的欢迎大会由朱琏主持。

1944年,朱琏参加了陕甘宁边区文教工作者会议,在聆听了毛主席的讲话后,意识到了中医针灸的重要性。之后,在边区中西医座谈会上,延安针灸医生任作田先生,自愿把他三十多年的针灸行医经验贡献出来,希望西医界深入研究针灸治病的理论。朱琏、鲁之俊(时任和平医院院长)当场拜师,之后随任作田先生学习针灸,朱琏从此走进了针灸的世界。

二、教学设计与实施过程

采用引导式教学法和互动式教学法。引导式教学是指教师改变传统的"填鸭式"教学,实现以教师为主导、学生为主体的教学模式,运用恰当的教学手段激起学生的学习兴趣,培养学生自主学习和独立思考的习惯。互动式教学就是通过营造多边互动的教学环境,在教学双方平等交流探讨的过程中,达到不同观点碰撞交融,进而激发教学双方的主动性和探索性,达成提高教学效果的一种教学方式。

教师在课前让学生以小组为单位,收集朱琏的人物简介,对人物产生初步的了解。课上,老师通过教材内容的详细介绍,引入案例,组织学生在课堂上积极讨论,总结人物的爱国主义精神、服务于人民的家国情怀以及严谨求实的钻研精神。

三、教学效果

1. 教学目标达成度　通过引导式教学法和互动式教学法,帮助学生了解朱琏的生平,融入相对应的思政元素,并通过课堂讨论与提问的方式,引导学生深入思考,总结出朱琏的家国情怀,教学目标达成度较高。

2. 教师反思　本节课通过引导学生小组合作,了解朱琏的简介,并通过互动式教学法,在介绍完案例后组织学生积极讨论,激发学生对课堂的参与度和对学习的积极性。既帮助学生掌握了知识,同时也树立了正确的价值观和爱国主义精神以及严谨求实的科学精神。今后应对教学的讨论模式进行进一步设计与构思,注意激发学生的兴趣点。

3. 学生反馈　通过小组收集资料,对上课内容提前熟知,课堂上可以和老师积极互动,同时对所学内容印象更加深刻。讨论环节提高了同学们的课堂参与率,以及主动思考的能力,有助于树立正确的人生观、价值观和爱国主义精神及严谨求实的科学态度。

（马雪娇）

案例五　朱琏　坚持真理,崇尚科学

一、案例

朱琏,现代著名女针灸学家,石家庄第一位女共产党员,石家庄革命十大名人之一。她长期致力于建立针灸临床操作的科学规范,用严谨的科学理论解释针灸机制,推动针灸科研机构设立,并开始了规模较大的临床观察与严格的科学实验,自此,将针灸这一门传统的学问带入了现代科学的殿堂。

1951年,朱琏坚持真理,崇尚科学,在对古老针灸医学的理解与应用中,取其精华、去其糟粕,勇于创新,严谨求实,编撰出版了新中国第一部针灸专著《新针灸学》。该书一出版就受到了国际医学界的广泛关注,曾被译为朝、俄等多种文字。该书集中体现了朱琏的针灸学术思想,自始至终贯穿着科学化的精神,形成了朱琏在现代针灸学术史上独树一帜的"新针灸学"学术体系,是一本可提高中医理论与技术水平的优秀读物。

1955年,毛泽东主席在杭州接见朱琏。用餐期间,毛主席说道:"针灸不是土东西,它是科学的,将来全世界各国革命人民都要用它……"毛主席的讲话让大家深刻地意识到了中医针灸的重要性。新中国成立后,朱琏最早开展了针灸的国际交流,1956年接待了苏联保健部德柯琴斯卡娅教授等3人为期3个月的学习观摩,同时开办了外宾诊室;同年秋季,朝鲜政府派出了4人医学小组来学习针灸。朱琏将针灸知识无私传授于各国前来求知的医生。而这些医生学成回国后,引起了不少国家对针灸的热议。1958年4月,毛泽东主席又一次在广州接见了朱琏,会谈之中他们聊起了关于针灸的治疗、推广方面的情况。毛主席感叹道:"针灸大有名堂!"在这之后不久,全国各地掀起了一阵"西医学习中医"的热潮。而朱琏有了毛主席和周总理的多次关怀,更加坚定了研究针灸的决心。

1960 年,朱琏调任广西任中共南宁市委常委兼副市长,分管文教卫生工作。在这里,朱琏依旧是尽心尽力地做着针灸的研究。1961 年,朱琏在南宁市委的支持下,在南宁创办了针灸研究组(后改为针灸门诊部),成了广西独一无二的针灸研究机构。针灸研究组自创办以来就一直为民服务,奉献社会,治病不分高低贵贱,对患者朱琏一视同仁。在广西,朱琏因擅长治疗疑难杂症而闻名,被当时的人们誉为"菩萨心肠"。

1976 年元月中旬,南宁市七·二一针灸大学成立,朱琏兼任校长。第一学期由朱琏授课主讲,由学生许式谦和韦立富辅导和带教实习,为学校培养了更多的人才。1961 年至 1977 年间,朱琏还先后应邀为广西中医院、广西医学院的大学生和越南留学生,以及广西全区和南宁市分别举办了多期"西医学习中医班",积极传授其所倡导的针灸医学。朱琏在广西期间,不仅为广西培养了大批针灸人才,而且对针灸疗法在广西的推广,改变广西民间医疗的落后状况起了重要的推进作用。

1978 年初,朱琏由于平日里过度操劳,突发脑血管出血昏迷。凭借着治疗小组的积极抢救,针灸治疗的护理下,朱琏暂时脱离了危险。苏醒后,不管是在医院治疗,还是在家中疗养,朱琏全身心投入第三版《新针灸学》的编撰中,昼夜不分地赶写,直到去世。朱琏之前工作的正太铁路医院院党委号召全院继承和发扬朱琏精神,并把朱琏精神诠释为:为共产主义奋斗的革命精神,全心全意为人民服务的白求恩精神,誓死不当亡国奴的爱国主义精神,刚毅果敢的大无畏精神,不忘初心、牢记使命的敬业精神。

二、教学设计与实施过程

采用引导式教学法和互动式教学法。引导式教学是指教师改变传统的"填鸭式"教学,实现以教师为主导、学生为主体的教学模式,运用恰当的教学手段激起学生的学习兴趣,培养学生自主学习和独立思考的习惯。互动式教学就是通过营造多边互动的教学环境,在教学双方平等交流探讨的过程中,达到不同观点碰撞交融,进而激发教学双方的主动性和探索性,达成提高教学效果的一种教学方式。

根据本节课学习内容,教师在课前让学生以小组为单位,收集朱琏的人物简介和学术思想,对人物产生初步的了解。课上老师通过教材内容的详细介绍,引入案例,组织学生在课堂上积极讨论,总结人物的政治认同、家国情怀、科学精神、中医传统、人文关怀、职业道德和文化自信。

三、教学效果

1. 教学目标达成度　通过引导式教学法和互动式教学法,帮助学生了解朱琏的生平和学术思想,融入相对应的思政元素,并通过课堂讨论与提问的方式,引导学生深入思考,体悟朱琏的政治认同、家国情怀、科学精神、中医传统、人文关怀、职业道德及文化自信。教学目标达成度较高。

2. 教师反思　本节课通过引导学生小组合作,了解朱琏的生平,并通过互动式教学法,在介绍完案例后组织学生积极讨论,激发学生对课堂的参与度和对学习的积极性。既帮助学生掌握了知识,也帮助学生树立正确的人生观、价值观和爱国主义精神。

3. 学生反馈　通过小组收集资料,对上课内容提前熟知,课堂上可以和老师积极互动,同时对所学内容印象更加深刻,深受朱琏人格魅力的感染,体悟到朱琏的崇高精神。讨论环节提高了同学们的课堂参与度,以及主动思考的能力,增强了对朱琏的了解,树立了正确的人生观、价值观。

（马雪娇）

案例六　陆瘦燕　守正创新先行者

一、案例

陆瘦燕,原籍嘉定,后出嗣陆家,江苏昆山人,我国现代著名针灸学家、针灸教育家。年少时,陆瘦燕便开始精读《内经》《难经》《针灸甲乙经》《针灸大成》等书,并随其生父李培卿学医,得其真传。

1948年,与夫人朱汝功在上海创办了"新中国针灸学研究社"及针灸函授班,并亲自编写讲义,传授针灸学知识。夫妻二人在八仙桥金陵中路119号坐诊,每日清晨六点开始接诊,直至晚上六点,门诊日接诊病人量可达两百多人次。"陆瘦燕"三个字当时在上海家喻户晓,妇孺皆知。尤其夏天来打"伏针"的患者更多,不得不限号400人,常有患者通宵排队。他仁心仁术服务人民,对患者一视同仁,认真诊治。同时,陆瘦燕还在报刊上发表《燕庐医话》,宣传针灸医学。1952年,夫妻二人除私人门诊工作外,还积极参加上海市公费医疗第五门诊部的特约门诊工作。除此之外,自20世纪50年代开始,陆瘦燕还担任上海市针灸学会主任委员及上海市中医学会副主任委员。为整体提高针灸队伍水平,陆瘦燕定期开展学术讲座、开办进修班,建立了"集中教,个别带"的新式传授教学方法,被上海市历届中医带徒班广为应用。1955年陆瘦燕又被聘为第二军医大学中医顾问。

1958年春,陆瘦燕放弃了收入丰厚的私人门诊工作,接受上海中医学院的聘请,担任上海中医学院针灸教研组主任,开始着手创办针灸系,为针灸学的继承发扬做出了巨大贡献。同年夏天,在上海召开了全国第一次针灸经络学术会议,陆瘦燕在会上展示了"烧山火""透天凉"的针刺补泻手法,受试者当即产生了热感和凉感。自此,激发了针灸界研究针刺手法的热潮。1959年,陆瘦燕作为中国医学代表团成员,赴苏联讲学、会诊,为针灸医学的国际交流和传播做出了重要贡献,回国后被任命为国家科委委员。1960年,全国第一个针灸系在上海中医学院成立,陆瘦燕担任针灸系主任,培养了一大批针灸专业人才,同时担任上海中医学院附属龙华医院针灸科主任,承担医、教、研工作于一身。他亲自为针灸系、医疗系、西医学习中医研究班、针灸培训班的同学上课。此外,陆瘦燕勇于探索,亲自研制教具,中国第一台与成人同样大小的光电显示经络腧穴电动玻璃人模型、中国第一套脉象模型都是陆瘦燕亲自设计创制的,使针灸经络教学和中医诊断教学形象化、直观化。陆瘦燕夫妇二人对待学术实事求是、谦虚谨慎,整理总结了经络、腧穴、刺灸、治疗等方面的系统理论和临床经验,主持编写了"针灸学习丛书",先后出版了"丛

103

书"中《针灸正宗》《经络学图说》《腧穴学概况》《刺灸法汇论》《针灸腧穴图谱》等多部专著,其中《针灸腧穴图谱》还被国外出版社多次翻译发行,影响力极为深远。

1964 年,陆寿燕任上海市针灸研究所所长。陆瘦燕还曾担任全国政协第三届特邀代表,上海市第一、第二、第三届政协委员,上海市南市区第一、第二、第三届人民代表,中国农工民主党上海市委委员,上海市中医学会副主任委员,上海市针灸学会主任委员等职。在此期间,陆瘦燕夫妇二人与上海第一医学院合作,通过多方位肌电测量技术,对导气手法诱发寻经感传时相应经穴电学变化进行观察。他们又与上海中医学院生化教研室协作,采用"双盲法"观察了"烧山火""透天凉"手法的生理学效应,通过实验研究证实了不同补泻手法不仅有不同的主观感觉变化,而且有生理学效应和物质基础,开创了"实验针灸"的先河。对针灸学术研究有着深远的影响。

陆瘦燕毕生从事针灸医疗教学、科研工作,在学术上融会贯通、推陈出新;在医疗技术上,处方配穴灵活适当,疗效卓著;在教育上无私传授,桃李天下。陆瘦燕、朱汝功二人对针灸学的继承发展做出了重大贡献,共同创建了"陆氏针灸流派",被誉为"针灸伉俪",在国内外享有较高声誉。

二、教学设计与实施过程

采用启发式教学法和互动式教学法。启发式教学,就是根据教学目的、内容、学生的知识水平和知识规律,运用各种教学手段,采用启发诱导办法传授知识、培养能力,使学生积极主动地学习,以促进身心发展。互动式教学就是通过营造多边互动的教学环境,在教学双方平等交流探讨的过程中,达到不同观点碰撞交融,进而激发教学双方的主动性和探索性,达成提高教学效果的一种教学方式。

根据本节课学习内容,教师在课前让学生以小组为单位,收集陆瘦燕的人物简介和学术思想,对人物生平做初步的了解。课上,老师通过教材内容的详细介绍,引入案例,组织学生在课堂上积极讨论,激发学生的自我学习兴趣,引导学生总结人物的家国情怀、科学精神、职业道德以及严谨求实、勇于探索创新的个人优良品质,增加学生的课堂参与感与体验感。

三、教学效果

1. 教学目标达成度 通过启发式教学法和互动式教学法,帮助学生学习陆瘦燕的生平、学术思想,融入相对应的思政元素,并通过课堂讨论与提问的方式,引导学生深入思考,总结出陆瘦燕的家国情怀、科学精神、职业道德以及严谨求实、勇于探索创新的个人优良品质,以及其对针灸医学做出的卓越贡献,教学目标达成度较高。

2. 教师反思 本节课通过学生小组合作,了解陆瘦燕的生平与学术贡献,并通过互动式教学法,在介绍完教材内容和案例后,组织学生积极讨论,激发学生的课堂参与度和学习积极性。既帮助学生掌握了知识,同时也逐步树立起正确的价值观和爱国主义精神、职业道德精神、科学精神等,坚定了理想信念。今后应对教学的讨论模式进行进一步设计与构思,注意激发学生的兴趣点。

3. 学生反馈 通过小组收集资料,对上课内容提前熟知,课堂上可以和老师积极互动,同时对所学内容印象更加深刻,深刻体悟到陆瘦燕、朱汝功夫妻二人的崇高精神。讨论环节提高了同学们的课堂参与率,以及主动思考的能力,有助于同学们树立起正确的人生观、价值观。

（马雪娇）

案例七　孙惠卿　梅花针法泽后世

一、案例

孙惠卿,祖籍浙江绍兴,1883 年生于武昌,是近代梅花针疗法的奠基人。孙惠卿从民间的刮痧、用柳条抽打疟疾患者身体等治病方法中受到启发,意识到针刺体表可以治病,便开始潜心研究梅花针。孙惠卿刻苦钻研《黄帝内经》,对针刺的深浅及其不同作用深有体会。《素问·皮部论》有云:"皮之十二部,其生病,皆皮者脉之部也。邪客于皮肤,则腠理开;开则邪客于络;络脉满,则注于经;经脉满,则入舍于脏腑也。故皮者,有分部,不与而生大病也"。《黄帝内经》有关皮部和经络的理论,启发了孙惠卿的同时也为其治病的机制提供了依据。孙惠卿敢于创新,在经历多次改良后,他将七根短针(缝衣针)捆成一束,用线固定在筷子的一端,"竹筷型"梅花针医疗工具便被发明成功,后也被称为"七星针"。孙惠卿和他的西学中学生在治疗理论上曾参考了巴普洛夫学说,运用神经学中"反射"的观点来解释它的治疗原理并获得成功,故而在一段时间中,孙惠卿曾把这种疗法定名为"刺激神经疗法"。因这种疗法不但对疾病有治疗作用,而且对人体健康有很好的保健作用,因而孙惠卿又把他的针具称作"保健针"。孙惠卿的一些学生认为,这种针主要是通过刺激皮肤来治病,故把它称为"皮肤针";又因这种针对小儿疾病有很好的疗效,故又被称为"小儿针";还有些人曾依照他的束捆针形,称为"丛针";依照它的针刺方式,称作"雀啄七星针"。孙惠卿的另一些学生还曾对这种疗法的针具做过多种探索性改革,做成刷帚的称做"刷帚式七星针";做成莲蓬样的称做"莲蓬针";做成套管式的称做"套管式七星针";以五根针为一束的称做"五星针";以十八根针为一束的称做"罗汉针"等。

用这种医疗工具叩刺在人体皮肤上的相应部位、腧穴上,可达到治疗疾病的目的,且成束的针与皮肤的接触面积略大,但刺激深度较浅,与皮肤接触时间可以更短,故患者疼痛感较小,更易于接受。根据孙惠卿的著作和早期训练班使用的教材记载,其施治的病种有 90 余种,如内科的消化系统疾病,急性和慢性胃炎、腹泻、便秘、胃下垂、肺结核、肺气肿等;代谢系统的糖尿病、痛风、肥胖病等;循环系统的高血压、冠心病、心律失常等;内分泌系统的甲状腺功能亢进或减退、单纯性甲状腺肿大等;免疫系统的风湿热、风湿性关节炎、类风湿性关节炎等;神经精神科的神经衰弱、偏头痛、三叉神经痛等;普外科的肠粘连、腱鞘囊肿、淋巴结核等;泌尿外科的尿潴留、慢性前列腺炎、遗精等;妇产科的白带过多、绝经期综合征、痛经等;儿科的单纯性消化不良、遗尿症、麻疹等;眼科的睑腺炎、青光眼、中耳炎等;口腔科的牙痛、流涎症等;皮肤科的脱发、银屑病、荨麻疹等。孙惠卿先后在汉口汉润里、长清里出诊,因梅花针的安全、有效、便捷以及孙惠卿高尚的医德和低廉的诊费,孙惠卿很快成名。

孙惠卿的梅花针疗法受到国家的极大重视。1950 年,孙惠卿与施今墨一起,作为中医南、北方的代表,出席第一届全国卫生会议。1954 年,当选为武汉市第一届人民代表大会代表、市政协委员,同年调至北京工作,不久成立了"刺激神经疗法诊疗所"(1956 年并入现中国中医科学院)。1956 年 9 月 6 日,苏联《友好报》、1958 年 3 月 7 日《人民日报》先后刊登介绍孙惠卿的刺激神经疗法的文章,影响广泛。1958 年至 1960 年间,孙惠卿为全国各地派来的中西医代表举办了多期的训练班,编写了多本教材,向全国推广。1959 年湖北人民卫生出版社出版了《刺激神经疗法》,孙惠卿被公认为现代梅花针疗法的创始人。在 1952 年至 1962 年期间,孙惠卿和他的学生在国内各地的医学杂志发表关于研究神经刺激疗法的论文有十多篇,相关医学机构和专家编印的有关神经刺激疗法的专著也有十多部,"梅花针疗法"在国内得到广泛推广,并且很快传播到国外。在孙惠卿刺激神经疗法诊疗所,举办过多期培训班,孙惠卿无私奉献,培养了来自全国各地的大批中医和西学中的学生,使这一疗法不断发扬光大。迄今,"梅花针疗法"的应用遍及世界。

二、教学设计与实施过程

采用引导式教学法和互动式教学法。教师在课前组织学生以小组为单位,收集孙惠卿的生平简介,对人物产生初步认识。课上,教师通过教材内容的详细介绍,引入案例,组织学生在课堂上积极讨论或辩论,总结人物的政治认同、家国情怀、科学精神、职业道德等。

三、教学效果

1. 教学目标达成度 通过引导式教学法和互动式教学法,帮助学生了解孙惠卿的生平,理解其学术思想,融入相对应的思政元素,并通过课堂讨论与提问的方式,引导学生深入思考,体悟到孙惠卿的政治认同、家国情怀、科学精神、职业道德等,教学目标达成度较高。

2. 教师反思 本节课通过引导学生小组合作和师生互动,学习孙惠卿的生平及其学术思想,并通过互动式教学法,在介绍完案例后组织学生积极讨论,激发学生对课堂的参与度和对学习的积极性。既帮助学生掌握了知识,又树立了正确的价值观和爱国主义精神。今后应对教学的讨论模式进行进一步设计与构思,注意激发学生的兴趣点。

3. 学生反馈 通过小组收集资料,对上课内容提前熟知,课堂上可以和老师积极互动,同时对所学内容印象更加深刻。讨论环节提高了同学们的课堂参与率,以及主动思考的能力,增强了同学们对孙惠卿了解的同时,尤其对其理想信念、创新精神、实践精神、奉献社会服务人民的精神印象深刻,树立了正确的人生观、价值观。

(马雪娇)

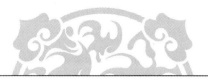

参考文献

[1]高希言,王威.各家针灸学说[M].北京:中国中医药出版社,2021.

[2]高希言,田岳凤.各家针灸学说[M].北京:中国中医药出版社,2016.

[3]孔丽娜,段静.探究式教学法在《中国文化与概况》课程中的应用研究[J].锦州医科大学学报(社会科学版),2023,21(03):110-112.

[4]马强,王茎,曾永蕾.承淡安对近现代灸法理论及临床的贡献[J].中医杂志,2022,63(06):511-515.

[5]胡斌,马巧琳,祁帅党,等.近10年《伤寒论》中针灸相关内容研究进展[J].中国民间疗法,2022,30(14):114-116.

[6]张聪.杨继洲[M].北京:中国中医药出版社,2022.

[7]庄文元,杨东方,郑嘉涵.易水学派张元素生平再考[J].河北中医,2021,43(04):533-536.

[8]王锐卿,贾春生.窦材学术思想形成背景及学术思想补遗[J].河北中医,2021,43(11):1765-1768.

[9]岳铭坤,叶利军.从《大医精诚》看儒家思想对于孙思邈中医学伦理观的影响[J].环球中医药,2020,13(10):1810-1812.

[10]任北大,程发峰,王雪茜,等.关于张元素对脏腑辨证理论的发挥[J].世界中医药,2019,14(07):1706-1709.

[11]上海市针灸经络研究所,上海中医药大学附属岳阳中西医结合医院.传承精华 守正创新:纪念陆瘦燕先生诞辰110周年[J].世界科学技术——中医药现代化,2019,21(08):1533-1538.

[12]孟丹,张永臣,贾红玲.王惟一针灸学术特色及其学术成就探析[J].中国针灸,2018,38(10):1125-1128.

[13]高武.针灸节要[M].张建斌,刘海蓉,校注.北京:中国中医药出版社,2018.

[14]陆翔,赵黎.汪机[M].北京:中国中医药出版社,2017.

[15]宋月航.中国历代名医传[M].北京:华文出版社,2017.

[16]王作良.葛洪[M].西安:陕西师范大学出版总社,2017.

［17］王瑾,梁茂新,孙宁.张元素对中药归经理论的贡献［J］.中医杂志,2016,57（15）：1266-1270.

［18］张建斌.杨上善经络理论框架解析与相关概念诠释［J］.中国针灸,2016,36（02）：163-167.

［19］屠呦呦.抗击疟疾:葛洪的启发,青蒿素的发现与应用［J］.前进论坛,2016（10）:14.

［20］陈世财,夏彬彬."引导式教学"在临床药理学教学中的应用［J］.中国临床药理学杂志,2015,31（16）:1674-1676.

［21］苏伟潮,张宏.《医经小学》针灸学术思想探微［J］.环球中医药,2014,7（08）：615-616.

［22］肖爱娇,欧阳镇.鲁之俊对当代针灸学的贡献［J］.江西中医药,2013,44（12）：46-48.

［23］张立剑,杨金生.中医针灸［M］.北京:文化艺术出版社,2013.

［24］白兴华.中国针灸交流通鉴历史卷上［M］.西安:西安交通大学出版社,2012.

［25］刘密,常小荣,严洁,等.解析《肘后备急方》灸法学术思想［J］.北京中医药,2012,31（11）:826-828.

［26］黄丽萍,赵宝林,吴玲燕.陈延之《小品方》学术思想初探［J］.甘肃中医学院学报,2012,29（01）:23-26.

［27］严世芸.中医各家学说［M］.北京:中国中医药出版社,2003.

［28］邬继红.浅析王执中的针灸学术思想［J］.针灸临床杂志,2000（10）;5-7.

［29］张民庆,王兴华,刘华东,等.张璐医学全书［M］.北京:中国中医药出版社,1999.

［30］党福民,苏书斋.朱琏和她的诊所［J］.党史博采,1999,99（7）:33-35.

［31］肖少卿.中国针灸学史［M］.银川:宁夏人民出版社,1997.

［32］孙霈.孙惠卿与梅花针疗法［J］.中国针灸,1997（03）:155-158.

［33］纪晓平,郜树义.明代针灸学家杨继洲［M］.北京:中国科学技术出版社,1990.

［34］承淡安.承淡安伤寒论新注［M］.南京:江苏人民出版社,1956.